RIXA REGINA KROEHL

DAS ist Yoga

RIXA REGINA KROEHL

DAS ist Yoga

Yoga ist keine Gymnastik,
sondern der schönste Weg zu sich selbst
und in ein erfülltes Leben

Bibliografische Information der Deutschen Bibliothek
Die Deutsche Bibliothek verzeichnet diese Publikation in der Deutschen Nationalbibliografie; detaillierte bibliografische Daten sind im Internet über <http://dnb.ddb.de> abrufbar.

ISBN 978-3-87800-070-9 (Print)
ISBN 978-3-87800-075-4 (EPUB)
ISBN 978-3-87800-076-1 (EPDF)

Einband, Layout, Satz und Seitengestaltung: Barbara Knebel, Frankfurt am Main
Druck und Bindung: CPI – Ebner und Spiegel, Ulm

Südverlag GmbH
Schützenstr. 24, 78462 Konstanz
Tel. 07531-9053-0, Fax: 07531-9053-98
www.suedverlag.de

„It’s not important what it looks like,
it’s only important how it feels.“

Bryan Kest

VORWORT VOM ERFÜLLTEN LEBEN

„Yoga hilft, ein erfüllteres Leben zu haben", sagt Sting, der Popstar und Musikmillionär. Phantastisch! Wollen wir das nicht alle? Ein erfülltes Leben. Und wenn wir schon dabei sind: ein angenehmeres Leben, mehr Erfolg im Beruf, ein besseres Aussehen, mehr Charisma, größere Fitness ... Und Sting hat das alles bekommen? Mit Yoga? Wo gibt's den passenden Kurs? Da liegt der Haken.

Vielleicht haben Sie sich das auch eben frustriert gedacht: „Jetzt mache ich schon seit zig Jahren Yoga – aber deshalb hat sich in meinem Leben noch nichts großartig verändert!" Warum bei Sting und nicht bei Ihnen? Was läuft da schief? Im Grunde etwas herzlich Simples.

Sting meint das andere Yoga. Er meint mit „Yoga" etwas komplett anderes als das, was 90 Prozent der Yogatreibenden so treiben. Er meint eben nicht: „Wenn ich mich ganz toll verbiegen kann, bringt das in allen Bereichen meines Lebens den absoluten Durchbruch." Ich unterrichte seit vielen Jahren als zertifizierte Yogalehrerin, betreibe schon viel länger selber Yoga und kann Ihnen versichern: Wenn Sie Yoga so ausüben wie es gegenwärtig leider meist verkauft und geübt wird, passiert absolut nichts. Weder hier noch sonstwo. Nichts verändert sich. Nichts wird besser. Und wenn Sie dieses enttäuschende Nichts empört einem indischen Guru klagen würden, würde dieser Sie mit dem Yogagurt aus dem Ashram vertreiben. Weil er empört wäre. Er wäre in seiner tiefsten Seele verletzt. Er wäre fassungslos, wie wir westlich geprägte Menschen sein geliebtes Yoga derart verhunzen, verkürzen, verbiegen und so radikal wie nur irgend möglich missverstehen können. Das sagen einem übrigens auch die Inder. Zum Beispiel jene, die hierzulande arbeiten und wohnen. Wenn man sie mal fragen würde. Dann würden sie dem Fragenden etwas verraten, das für sie die größte Selbstverständlichkeit ist und uns angeblich aufgeklärten Westlern meist völlig unbekannt:

YOGA IST KEINE GYMNASTIK.

Doch genau als solche wird Yoga im Westen hauptsächlich betrieben. Yoga als Rumgeturne. Yoga als „Guck mal, wie irre ich mich verbiegen kann!“ Yoga als „Die Mädels machen's alle, also muss ich ja wohl mitmachen.“ Yoga als „Hält halt gesund und macht was her, weil Jogging mir zu banal ist.“ Yoga als „Der moderne Mann von heute ist metrosexuell und macht Yoga.“ Wer nicht CrossFit macht oder mit den Kumpels kickt, macht eben Yoga. Als ob Yoga lediglich eine ganz normale Sportart wäre. Wenn es das wäre, hätten Sting und mit ihm zehntausende das echte Yoga treibende Menschen kein in allen Belangen besseres Leben. Haben sie aber. Was nur bedeuten kann: Sting und alle diese vielen anderen machen ein anderes Yoga. Und nicht nur ein x-beliebiges anderes.

„Nachdem wir das Ziel aus unseren Augen verloren hatten, verdoppelten wir unsere Anstrengungen.“

Mark Twain

Bezeichnend an Sting und den echten Yogis ist, dass sie genau jenes Yoga ausüben, das von den Ur-Yogis erfunden wurde. Schon in den 2200 Jahre alten Yoga-Sutren von Patanjali lesen wir – wenn wir denn darin nachlesen würden – dass die Asanas, die heute von der Zahnarztgattin bis zum Vorstandsmitglied jede(r) unerbittlich nachturnt, eigentlich nicht das richtige Yoga sind. Sie sind nur ein Teil davon. Sie sind wichtig, schön, nützlich, toll, gesund, figurformend und hilfreich.

Doch sie sind eben nur eine zwar nötige, aber untergeordnete „Vorstufe“ für den tieferen Zweck und das eigentliche Ziel von Yoga. Und dieses eigentliche Ziel, auf das hin Sting unterwegs ist, ist Samadhi – der dauerhafte Zustand des erfüllten, ausgeglichenen, leichten, erfolgreichen und zufriedenen Lebens. Ein Zustand, in dem das ganze Leben sehr viel besser gelingt und sich um Längen besser anfühlt. Und nun verraten Sie mir: Wie viele, die Yoga treiben, habe noch nie etwas von Samadhi gehört?

Das ist erstaunlich. Die indischen Yogis müssen denken, wir sind verrückt geworden. Wenn sie dabei zusehen, wie wir Yoga treiben, müssen wir ihnen vorkommen wie jemand, der mit einem 200.000-Euro-Mercedes-SLS den Kuhmist aus dem Stall fährt. Da muss doch jeder Bauer sagen: Junge/Mädel, du hast den Sinn eines Luxusautos nicht kapiert. Natürlich kann man mit einer

S-Klasse auch den Mist auf den Acker karren – und genau das machen wir mehrheitlich mit Yoga. Doch das ist nicht der tiefere und höhere Sinn von Yoga oder des SLS. Das ist einfach eine brüllende, mega-peinliche und steinzeitliche Verschwendung. Stellen Sie sich vor: Sie könnten ein so glückliches und erfülltes Leben führen wie der Multimillionär und Yoga-Übende Sting. Unbeschwert, sorgenfrei, voller Genuss – und Sie begnügen sich stattdessen damit, sich einmal die Woche zwei Stunden schmerzhaft zu verbiegen. Das ist ein Witz.

Sie könnten ein glücklicheres, erfüllteres, ausgeglichenes, harmonisches, fittes und gesünderes Leben führen, ohne sich dafür eine Beförderung, eine Gehaltserhöhung, einen anderen Körper, einen anderen Beziehungspartner, andere Kinder oder Eltern zuzulegen oder auch nur mehr Anstrengungen zu unternehmen – einfach nur, indem Sie Yoga richtig machen.

Offensichtlich machen Sie schon etwas richtig. Deshalb haben Sie dieses Buch zur Hand genommen. Das bedeutet etwas. Nämlich, dass Sie neugierig sind auf das andere, das reichere, das tiefere Yoga. Dass Sie das Gefühl haben: Verbiegen reicht mir nicht mehr. Da muss es doch noch mehr geben. Gibt es. Es gibt mehr. Sehr viel mehr.

Es wartet auf Sie!

„Wenn Sie immer das tun,
was Sie bisher getan haben,
werden Sie auch immer das bekommen,
was Sie bisher bekommen haben."

Anthony Robbins

„Die Zukunft, die wir uns wünschen,
werden wir nur bekommen,
wenn wir eine Vision von ihr haben."

Per Dalin

„Unser Leben ist das, wozu es unsere
Gedanken machen."

Marc Aurelius

„Das Leben findet im Kopf statt. Es
kommt darauf an, wie du es siehst."

Janosch

„Disharmonie in Denken, Wort und Tat
ist der Ursprung aller Probleme,
allen Elends und aller Streitigkeiten
in dieser Welt."

Swami Sivananda

Mach mehr draus!

WAS STIMMT MIT MIR NICHT?

Yoga ist eine tolle Sache. Aber seien wir ehrlich: Sie haben wahrscheinlich auch schon beim „Herabschauenden Hund“ oder bei der „Kobra“ gedacht: Und? Ist es das jetzt? Oder kommt da noch was?

Manchmal fragt mich eine Teilnehmerin oder ein Teilnehmer in der Yogastunde: „Während der Übung eben hatte ich so ein komisches Gefühl, als ob alles warm ist und friedlich ... Ist das normal? Oder stimmt was nicht mit mir?“

Dann muss ich leider sagen: weder noch. Das ist nicht normal, aber da ist auch nichts kaputt bei dir. Das ist vielmehr das echte Yoga und du hast es eben erfahren – und bist erschrocken. Damit hast du nicht gerechnet. Davor hat dich keiner gewarnt. Deshalb ist das ein Aha-Erlebnis, eine Erfahrung, wie man sie bei acht Todesloopings im Vergnügungspark nicht halb so intensiv und vor allem erfüllend erlebt. Da fällt der Boden raus. Da öffnet sich das Universum.

Da spürt man phantastische, tiefe, manchmal überwältigende Gefühle, die einen wegzuspülen scheinen; an einen besseren Ort. Alles ist licht, leicht, hell. Entgrenzung würde der Psychologe sagen und viel Geld für jede Menge Therapiesitzungen nehmen, in denen dieses tolle Gefühl ausführlich beredet und analysiert, aber nicht unbedingt wieder gefühlt würde (weshalb etliche Therapeuten Yoga betreiben: Man fühlt sich dabei besser als auf oder neben der Couch).

> „Der Weise trachtet nie nach dem Großen, folglich erlangt er Größe."
> Laotse

So ein tolles Gefühl gibt es? Sie haben das auch schon blitzartig und viel zu selten einmal erlebt? Das möchten Sie häufiger spüren? Wenn möglich permanent? Wer würde nicht! Genau deshalb lesen Sie dieses Buch: um mehr daraus zu machen. Mehr aus Yoga. Dieses Mehr habe nicht ich erfunden. Dieses Mehr steckt schon immer in Yoga drin. Das wissen nur leider sehr wenige. Bald gehören Sie zu diesem ausgewählten Kreis.

SIE SIND ANDERS – YOGA AUCH

Aus heutiger Sicht kaum zu glauben, aber: Yoga war nie als bloßes Rumgeturne gedacht. Yoga war schon immer mehr. So verstanden es die Gründerväter, zum Beispiel Krishnamacharya. Dieser war Anfang des 20. Jahrhunderts sozusagen der Personal Trainer der indischen Königsfamilie. Daneben hatte er regen Trainingsbesuch von ganz normalen Leuten, darunter auch drei besonders eifrige Teilnehmer. Sie gelten heute als Mitbegründer des modernen Yoga und liefern das beste Beispiel für das Prinzip „Mehr".

Die drei waren nämlich ziemlich unterschiedlich. Der eine war ein etwas kränklicher junger Mann, der zweite ein grüblerischer

Introvertierter und der dritte hatte ein echtes Problem mit Autoritäten. Deshalb war es Krishnamacharya im Gegensatz zu vielen heutigen Westlern sofort klar, dass es „Das Yoga" nicht geben konnte. Er legte vielmehr der Weitergabe des Yoga ein Prinzip zugrunde, das wir heute fast vollständig vergessen haben, das es aber erst ermöglicht, das volle Yoga-Potenzial auszuschöpfen: Individualisierung. Jeder seiner drei engagiertesten Schüler bekam ein anderes Yoga. Und jeder dieser drei Stile wird heute noch ausgeübt. Auf Krishna Pattabhi Jois geht das bekannte Ashtanga (Vinyasa) Yoga zurück, auf B.K.S. Iyengar geht das Iyengar Yoga zurück und der relativ unbekannte T.K.V. Desikachar ist der Begründer des stark gesundheitsorientierten Viniyoga.

Der Meister maßschneiderte Yoga so meisterlich auf die drei unterschiedlichen jungen Herren zu, dass jeder von ihnen jenes tolle Gefühle erlebte, von dem wir eben sprachen und das im heutigen Westen eher zufällig und sporadisch auftritt und wenn, dann eher als Überraschung oder gar „Störung" gewertet wird. Dabei ist es das Gegenteil:

YOGA-GEHEIMNIS

WENN YOGA IHNEN MEHR GEBEN SOLL, VERGESSEN SIE YOGA VON DER STANGE.

SIE SIND ANDERS ALS ANDERE – ALSO MUSS AUCH IHR YOGA ANDERS SEIN.

Wenn Ihnen zum Beispiel der Lotossitz teuflisch weh tut und das auch nicht mit „Disziplin und Übung“ besser wird, dann sind Sie nicht ein „ungelenker Bock“. Dann ist diese Übung schlicht (noch) nichts für Sie. Dann liegt der Weg zum wahren Glück nicht in eiserner Disziplin und starkem Willen – sondern in der Wahl einer anderen Übung. Dann sind Disziplin und eiserner Wille genau das, was Sie vom Yoga und vom Glück wegführen.

Der Weg zum Glück ist zum Glück ganz einfach: Lassen Sie den Lotossitz weg oder setzen Sie sich mit dem Podex auf zwei zusammengefaltete Handtücher (wenn der Po gegenüber den Beinen höher liegt, geht der Sitz leichter – aber immer noch nicht wirklich leicht). Die Erleuchtung kommt nicht vom Lotossitz, sondern davon, was Sie daraus machen.

YOGA-GEHEIMNIS
YOGA GIBT IHNEN ALLES – WENN ES IHR YOGA IST.

Machen Sie Yoga zu Ihrem Yoga. Respektieren Sie Ihre Besonderheit, respektieren Sie Ihre Grenzen (siehe Kapitel 4). Achten Sie Ihre Individualität, wie es Krishnamacharya getan hätte: Individualisieren Sie Yoga. Machen Sie aus Yoga Ihr Yoga – erst dann ist es Yoga im Sinne Krishnamacharyas.

YOGA IST ERST YOGA, WENN ES IHR YOGA IST

Gute Yogatrainer wissen das und wenden das in den Yogastunden auch an. Sie individualisieren (der Fachausdruck der

Trainingslehre). Eine gute Yogatrainerin hat für jede Übung genügend Variationen, Alternativen und Light-Versionen auf Lager, die sie dann je nach Stand der körperlichen Entwicklung jedes einzelnen Teilnehmers anleitet. Deshalb sind in einem guten Yogakurs auch keine 30 Teilnehmer. 30 sind zu viele für eine professionelle Individualisierung.

Damit haben Sie ein schönes Gütekriterium für die Suche nach einem guten Yogatrainer an der Hand: Er oder sie schert nicht alle Teilnehmenden über einen Kamm, sondern individualisiert so gut, dass jede(r) „sein“ und „ihr“ Yoga bekommt. Das macht Yoga menschlich: suum cuique, wie schon Cicero unter Rückgriff auf Platon sagte. Jedem das Seine und jeder das Ihre. Natürlich soll man fleißig üben und sich stetig weiterentwickeln. Aber wer einen Anfänger grundlos mit einer Fortgeschrittenenübung triezt, macht sich der Fahrlässigkeit schuldig. Der Mensch ist das Maß aller Dinge – gerade beim Verbiegen.

Wenn mein ungesunder Ehrgeiz oder der Trainer mich zwingt oder verführt, mich über meine eigenen Grenzen hinaus zu verbiegen, bin ich ex definitionem nicht frei und glücklich, sondern stehe unter Zwang. Leider fühlen exakt diesen Zwang viele Yogatreibende (und euphemisieren den Zwang als „Disziplin“). Dann ist Yoga nichts weiter als eine begrenzte und begrenzende Nachturnerei. Nicht mehr als CrossFit ohne Box und Kettle Bell.

YOGA-GEHEIMNIS

WENN SIE MEHR AUS YOGA MACHEN WOLLEN: INDIVIDUALISIEREN SIE SO WEIT WIE IRGEND MÖGLICH! FANGEN SIE DAMIT BEI DER NÄCHSTBESTEN GELEGENHEIT, BEI DER NÄCHSTEN ÜBUNG AN, DIE SIE SICH VORNEHMEN. WIE KÖNNEN SIE DIESE (BESSER) AN SICH ANPASSEN?

Natürlich wehren sich viele Menschen innerlich dagegen. Sie wollen nicht individualisieren. Sie wollen das nachturnen, was der/die da vorne vorturnt und was die Herde mitturnt. Dieses Lemming-Yoga ist für sie kein Instrument zur persönlichen Weiterentwicklung, sondern vielmehr Ausdruck obsessiv-kompulsiver Normentreue und zwanghaften Auslebens des Herdentriebs. Nichts dagegen. Auch Herdentiere leben. Sich in der Herde verstecken zu wollen ist menschlich und verständlich – aber nicht ganz Ihre Neigung? Gut. Dann individualisieren Sie.

Machen Sie beim Yoga jene und ausschließlich jene Übungen, die Ihnen guttun und machen Sie sie in einer Version, die Ihnen guttut. Natürlich sollte es schon ein wenig „ziehen" – aber eben nicht schmerzen (den Unterschied lernen wir mit dem Atemkriterium in Kapitel 4 kennen). Das heißt: Kein falscher Ehrgeiz!

Nicht an Ihre wahren Bedürfnisse angepasster Ehrgeiz ist zwar anfänglich toll. Man reißt sich fast das sprichwörtliche Bein dabei aus, hat danach das tolle Gefühl, echt was gerissen zu haben (hat man auch oft, nämlich Muskelfibrillen, Sehnen und Bänder) und hat damit seinen Ehrgeiz befriedigt. Aber das gute Leben, die wohlige Zufriedenheit, die Erhaltung der eigenen Gesundheit, die bereichernde Entgrenzung, das eigene sich Kennenlernen und das starke Selbstwertgefühl stellen sich durch Reißen, Zerren und Ehrgeiz eben nicht ein – einmal ganz davon abgesehen, dass es echte Yogis königlich amüsiert, wenn wir Westler mit „gesundem“ Ehrgeiz und „eiserner Disziplin“ an Yoga rangehen.

Nein, Ehrgeiz schwächt im Endeffekt Selbstwertgefühl und Gesundheit, weil Ehrgeiz eben auch nur eine Form von Stress ist. Was zugegebenermaßen etwas paradox ist: Je mehr man „Yoga“ macht, je ehrgeiziger man rangeht, desto stärker schadet man sich damit. Wie gesagt: Das kann man machen. Ehrgeiz ist ein alter Reflex und belohnt kurzfristig und oberflächlich. Aber ich glaube nicht, dass Menschen, die auf den kurzfristigen und oberflächlichen Kick aus sind, die richtige Zielgruppe sind. So war Yoga nicht gedacht.

WIE YOGA GEDACHT WAR

Es gibt zwei zentrale Ursprungstexte des Yoga: die Bhagavad-Gita (500 bis 600 v. Chr. entstanden) und die Sutren (sie wurden 600 Jahre später geschrieben). Wenn Sie in den Sutren nach Asanas suchen, finden Sie wie viele? Na los, wer Yoga macht, müsste das doch abschätzen können. 1000? 400? 28?

Sie finden überhaupt keine. Und in der Bhagavad-Gita (übersetzt übrigens „göttlicher Gesang“ oder „Gesang des Erhabenen“)?

Genau so viele. In der Bhagavad-Gita steht ausführlich, wie man ein gutes und erfülltes Leben führt (Götter sind keine Gymnastiklehrer). Kein Wort von Verbiegen oder Nasenspitze zum Boden. Denn eine per Rumpfbeuge bis zum Boden reichende Nasenspitze ist für ein gutes, erfülltes Leben weder nötig noch zuträglich – meinten die Yoga-Erfinder. Ihnen ging es vielmehr um ethisch vertretbares Handeln und ein rechtschaffenes Leben. Das sind der Rahmen und die Basis für Yoga. Verlässt Yoga diese Basis zum Beispiel für blindes Nachturnen, fällt es buchstäblich aus dem Rahmen. Es degeneriert zum Rumgeturne. Das wussten die Urväter des Yoga.

Folglich findet man in den Sutren nur einen einzigen konkreten Bezug zu einem Asana, nämlich zum Lotossitz für die Meditation: „Leicht und stabil" solle sie sein, die Sitzhaltung. Ansonsten geben die beiden Urschriften dem Übenden nicht „rechter Ellbogen hinters linke Ohr" als Anweisung, sondern die Prinzipien eines guten Lebens – zu dem natürlich auch im weitesten Sinne „Gymnastik" gehört.

„Wir tragen in uns Keime aller Götter."

Gottfried Benn, Kann keine Trauer sein

Die Bhagavad-Gita beschreibt, wie auf dem Schlachtfeld von Kurus in der Ganges-Ebene nahe dem heutigen Delhi Gott in Erscheinung von Krishna zu seinem Schüler Prinz Arjuna sagt:

„Oh Arjuna, vollbringe all deine Handlungen,
wobei du dich in den Yoga vertiefst,
jede Anhänglichkeit (an die Früchte deines
Handelns) vermeidest und angesichts
von Erfolg und Misserfolg gleichmütig bleibst.
Dieser geistige Gleichmut
wird Yoga genannt." (II.48)

Sieh mal einer an. Yoga wurde vom „Erfinder" als Geisteshaltung geschaffen, nicht als Konkurrenz zum Bodenturnen. Swami Vivekananda liefert eine eingängige Definition dieser Lebenshaltung: „Lerne Konzentration und wende sie in jeder Weise an." Aha. Beziehungsweise: Au weia.

Wenn „dieser geistige Gleichmut" Yoga ist, was ist dann das, was auf Yogamatten häufig geturnt wird? Von Gleichmut kann da keine Rede sein. Genauso wenig von der Vermeidung jeder Anhänglichkeit an die Früchte des Handelns: Wer einen Zentimeter weiterkommt, hat gewonnen. Jede, die nach links zur Nachbarin schielt, ob diese es vielleicht besser mache, könnte im Sinne der Gründerväter praktisch gleich die Matte aufrollen und duschen gehen: So war das nie gedacht. Blinder Eifer, „Disziplin", Nachturnen, abgeschaltete Gehirne und Gefühle, Neid, Frust, Ehrgeiz und Leistungsstress, Verbiegen auf Biegen und Brechen – was bringt uns das letztendlich?

YOGA-GEHEIMNIS

STRESS, FRUST UND LEISTUNGSSTREBEN SIND DAS GEGENTEIL VON YOGA.

Weniger ist mehr. Wer mehr aus Yoga rausholen möchte, sollte weniger machen. Reduzieren Sie es. Werfen Sie den ganzen modischen und neurotischen Zivilisationsballast über Bord. Specken Sie die Errungenschaften der sogenannten Zivilisation ab. Nur ohne diesen Zivilisationsballast erreicht der Mensch geistige Klarheit, Zufriedenheit und einen gesunden Körper. Das wussten nicht nur die Inder. Das wusste jede Hochkultur. Auch die Römer.

„Sine ira et studio" sagte zum Beispiel Tacitus: Wer seine Sache richtig machen will, solle sie „ohne Zorn und ohne Eifer" ausüben. Wer isst, sollte essen – und nicht zornig oder eifrig wegen irgendetwas anderem sein, das mit Essen nichts zu tun hat. Wer auf einem Bein stehen möchte, sollte auf einem Bein stehen – und sich nicht auch noch mit Frust über sein geringes Gleichgewicht oder seinen ungesunden Ehrgeiz beschäftigen.

In diesem Punkt schlägt die Buddhistische Philosophie durch: Wer sitzt, sollte sitzen – und sonst nichts. Tu es einfach. **Tu es einfach.** Tu es – und nicht auch noch etwas anderes nebenher. So einfach (aber nicht leicht) ist das manchmal. Wenn das so einfach ist, warum machen das dann nicht alle?

YOGA-BREMSE UNWISSENHEIT

Sollten Sie Yoga bislang leicht missverstanden haben, muss das nicht an Ihnen liegen. Oft liegt es auch an den Vorturnern. Erstaunlich viele YogatrainerInnen verstehen sich als solche. Sie machen bloß Gymnastik und sind noch stolz darauf, zum Beispiel darauf, wie beweglich sie sind. Diesen erstaunlichen Stolz geben sie an ihre Schüler weiter. Meist nicht explizit oder gar absichtlich. Die Schüler lernen es durch „Aping“, durch Nachturnen und Nachahmen; ebenfalls unbewusst. Sie denken, sie machen Yoga, dabei kopieren sie eigentlich einen Mindset: Yoga ist, wenn man sich wie ein Akrobat (oder wie die Lehrerin) verbiegen kann.

Hinter dieser Fehlprägung steckt fast nie böse Absicht. Etliche Yogalehrende wissen es schlicht nicht besser – was zugegebenermaßen schwer vorstellbar ist. Aber so ergeht es vielen Kompetenzträgern: Jeder setzt in der Ausbildung meist unbewusst seine eigenen Schwerpunkte. Da mag der oder die Lehrende noch so viel und dezidiert über Historie und Intention der Yoga-„Erfinder“, über die historische Einbettung und die philosophische Fundierung von Yoga reden – der Schüler und angehende Yogalehrer im Hörsaal turnt im Geiste dabei schon wieder Asanas runter. Pech – für seine künftigen Teilnehmenden.

Dass Menschen es nicht besser wissen, ist entschuldbar. Unentschuldbar dagegen ist der zweite Yoga-Irrtum.

YOGA-BREMSE BEQUEMLICHKEIT

Gut möglich, dass Sie inzwischen etwas ungeduldig mit den Fingern trommeln. Sie würden jetzt lieber das Dreieck (Trikonasana) turnen, als sich mit philosophischen Feinheiten auseinanderzusetzen? Sie sind in guter Gesellschaft. So geht es den meisten Übenden: Lass mich mit dem Sinn des Lebens in Ruhe, ich muss erst noch 1500 Kilokalorien verbrennen! Und dann strengen sie sich mächtig an – was einigermaßen paradox ist. Denn diese mächtige Anstrengung ist tatsächlich eine mächtige Bequemlichkeit: Es ist bequemer, sich im Asana zu verbiegen, als sich ernsthaft Gedanken darüber zu machen, warum man überhaupt Asanas turnt und dass die 1500-Kilokalorien-Asana-Fettverbrennung völlig unnötig wäre, wenn ich mir diese Gedanken erst einmal machen würde.

Das gedankenlose aber sehr bequeme Braindead-Yoga erfordert keine achtsame Auseinandersetzung mit den eigenen Gedanken, Gefühlen und vor allem den inneren Baustellen. Man turnt dabei lediglich im Sinne des Wortes gedanken-, gefühl- und nicht selten genug atemlos und mit schmerzverzerrtem Gesicht seine Übungen runter. Das ist bequemer.

YOGA-GEHEIMNIS

LIEBER ASANAS ZU TURNEN, ANSTATT DEM SINN BLINDEN NACHTURNENS NACHZUSPÜREN, IST NICHT YOGA, SONDERN ZEICHEN VON BEQUEMLICHKEIT.

Das ist genau das, was eine kollektiv im Konsumrausch vor sich selbst auf der Flucht befindliche Gesellschaft heute zu wollen meint: Bequemlichkeit, Convenience. No leaving the comfort zone for the next 50.000 miles! Viele Yogaübende wollen nicht mit allen Sinnen leben, oder gar – Gott behüte! – denken, fühlen und im eigentlichen Sinne sein. Sie wollen nachturnen. Nichts dagegen. Das kann auch Spaß machen. Aber dafür braucht man kein Yoga.

YOGA-BREMSE MODE

Vor 20 Jahren machte in Deutschland noch kaum jemand Yoga – bis auf wenige Eingeweihte und Aufgeklärte. Heute ist Yoga in – und das ist ein Problem: Mode.

Viele Yogaübende wollen kein erfülltes Leben haben – was okay ist. Sie wollen lediglich ein bisschen indische Gymnastik treiben, weil das gerade hip ist, weil die Mädels aus der Clique das alle machen, weil der metrosexuelle Mann von heute das machen muss, weil es zum guten Ton gehört, weil man dabei sein muss, weil man ja nicht allein durch den Park joggen kann, während alle anderen auf der Yogamatte liegen. Man macht es halt, weil's trendy ist. Nichts dagegen, Mode ist eine buchstäblich schöne Sache. Wem das reicht, wer damit zufrieden ist. Ay, there's the rub, wie Hamlet sagt.

Denn Zufriedenheit und Mode schließen sich gegenseitig aus. Das ist der Sinn der Mode. Würde sie Zufriedenheit stiften, würde sie sich selbst abschaffen. Dann müsste man nur eine einzige Mode mitmachen, wäre prompt zufrieden und würde die nächsten Moden sausen lassen können. Das geht natürlich nicht! Deshalb schafft Mode geradezu Unzufriedenheit. Sie lebt davon. Damit sie die nächste Kollektion, den nächsten Trend, den nächsten Hype auch noch verkaufen kann. Das ist das eine.

„You have cause – so have we all – of joy."

Shakespeare, Der Sturm

Das andere ist: Rein psychologisch betrachtet ist eine tiefergehende, anhaltende und das Selbstwertgefühl stärkende Zufriedenheit nicht mit dem passiven Akt des Konsums, sondern nur mit allen aktiven Handlungen des Schaffens, Kreierens, der Ausübung oder des achtsamen Reflektierens erreichbar – genau das propagiert das echte Yoga. Und genau darauf verzichten die Mode-Mädchen, die des sozialen Status wegen den Yogakurs besuchen. Das macht Spaß, man ist in, man ist dabei. Und das reicht ja auch, wenn es denn reicht – aber darauf kommt es nicht an. Worauf denn? Auf Sie.

Es kommt nicht auf die Mode an, sondern darauf, was Sie wollen – und wie alt Sie sind. Geistig. Ein intellektuell erwachsener Mensch jenseits der 30 kann praktisch nicht mehr mit Mode zufrieden sein. Sie wollen ein erfülltes Leben leben? Dann kommen Sie mit Mode nicht weit.

Mode impliziert ja gerade, dass man sich keine Gedanken macht, das eigene Hirn abschaltet und mehr oder minder blind dem Modediktat folgt nach dem Prinzip „Rattenfänger von Hameln". Mode ist schön, trendy und gibt Orientierung. Aber sie ist das Gegenteil von Sinnstiftung.

> „Denn alles Streben entspringt aus Mangel,
> aus Unzufriedenheit mit seinem Zustand,
> ist also Leiden, solange es nicht befriedigt ist."
> Arthur Schopenhauer

Wer Yoga aus den richtigen Gründen macht, macht es ganz unmodisch, nämlich mit voller kognitiver und affektiver Beteiligung. Er oder sie bewegt dabei nicht nur modisch den Körper, sondern auch die eigenen Gedanken, Gefühle und vor allem den Atem.

Übrigens: Wo ist Ihr Atem gerade? Lesen Sie das Buch bloß so – oder wie ein Yogi, eine Yogini? Der Yogi, die Yogini liest immer so, als ob er oder sie auch einen Körper und einen Atem hätte. Also achtsam. Achtsam worauf? Auf alles: die gelesenen Worte, die dabei aufsteigenden Gedanken, die aufkeimenden Gefühle, die eigene Körperhaltung (aufrecht? verbogen?), den Muskeltonus (verspannt? wo?) und natürlich und vor allem den eigenen Atem. Achten Sie? Was lesen Sie? Wie sitzen Sie? Was spüren Sie dabei an Körperempfindungen? Welche Gefühle melden sich freundlich winkend oder unfreundlich drohend? Wo ist Ihr Atem?

Das war eben eine schöne Achtsamkeitsübung. Echtes Yoga. Haben Sie es bemerkt? Echtes Yoga ist das Gegenteil von Mode. Was haben Sie außerdem bemerkt?

YOGA IST ÜBERALL

Vielleicht hatten Sie gerade ein kleines Aha-Erlebnis: Wenn Sie Yoga auch beim Lesen praktizieren können, dann ist Yoga überall! Das meinte der Gott Krishna (s.o.) als er Arjuna riet: „Vollbringe all deine Handlungen, wobei du dich in den Yoga vertiefst!“ Mit Betonung auf: all deine Handlungen. Nicht bloß jene, die wir einmal die Woche eine Stunde auf einer Yogamatte vollziehen. Yoga ist immer und überall. Nur dann ist es im Sinne des Wortes echt und nicht kompartmentalisiert (ins geistige Ghetto weggesperrt), wie der nette Psychologe in meinem Yogakurs sagen würde. Er macht Yoga, um nach acht Stunden in der Praxis mal wieder raus aus seinem Kopf und rein in seinen Körper zu kommen. Und wenn er noch eine Weile auf der Matte übt, schafft er diese schöne Integration von Körper und Seele irgendwann auch während seiner Arbeitszeit.

Warum macht man dann Yoga überhaupt mit Asanas, wenn man Yoga auch ohne immer und überall machen könnte?
Exzellente Frage. Einfache Antwort: Weil Sie nur selten oder sehr schwer und langsam Achtsamkeit lernen, wenn Sie gerade wieder Ihr Kind, Ihren Partner oder Ihren Kollegen anpflaumen. Im wirklichen Leben fällt uns das oft „sauschwer", wie die Kinder im Yogakurs sagen. Leichter fällt uns das mit besonderen Übungen, also Asanas. Wir lernen bei den Asanas, achtsam zu sein und können es deshalb dann auch irgendwann, wenn der Chef uns anbrüllt oder das Kind die Vase runterschmeißt. Dann sind wir achtsam und nicht reaktiv gestresst. Dann sind wir stressfest und resilient. Yoga sei Dank.

YOGA-GEHEIMNIS

BEWEGEN SIE BEIM YOGA NICHT BLOSS IHREN KÖRPER. LASSEN SIE ES ZU, DASS YOGA AUCH IHREN ATEM, IHRE GEDANKEN, IHRE KÖRPERWAHRNEHMUNG UND IHRE GEFÜHLE BEWEGT.

Wie? Das möchte ich Ihnen nicht erklären. Ich wünsche mir, dass Sie es selbst erleben. Jetzt. Mit einer einfachen Übung, dem simplen Stütz.

Sie dürfen ihn auch Chaturanga Dandasana nennen, denn Turnvater Jahns einfacher Stütz ist auch ein Asana. Gehen Sie in den Stütz. Jetzt. Legen Sie das Buch vor sich, beschweren Sie die Seiten mit etwas, damit sie nicht von alleine umblättern. Man kann auch im Stütz lesen. Manchmal soll man es. Jetzt zum Beispiel.

FEEL IT!

Strecken Sie die Arme, die Hände sind ungefähr unter Ihren Schultern auf dem Boden. Machen Sie Ihren Körper flach wie ein Brett, halten Sie eine angenehme Körperspannung. Bauchmuskeln etwas anspannen, strecken Sie die Beine gut durch, halten Sie den Kopf in Verlängerung der Wirbelsäule, machen Sie den Rücken lang, ziehen Sie das Kinn leicht zur Brust – vielleicht sollten Sie jetzt die Lage des Buches korrigieren ... Und halten Sie. Halten Sie. Schöne Übung. Stimmt nicht ganz. Das war die Übung. Aber noch kein Yoga.

YOGA-GEHEIMNIS — SPÜR ES. DANN IST ES YOGA.

Yoga kommt erst jetzt. Was spüren Sie? Was spüren Sie an und in Ihrem Körper? Wo? Was fühlen Sie dabei? (Ja, es gibt einen Unterschied zwischen Körperempfindungen und Gefühlen – kennen

Sie ihn? Fühlen Sie ihn?) Was denken Sie? Wo ist Ihr Atem? Wie kommt er? Und was spürten Sie nochmal wo am Körper? Welche Gefühle kommen jetzt? Und so weiter – buchstäblich ad infinitum.

Sie fühlen sich von so vielen sensorischen, kognitiven und affektiven Wahrnehmungen überfordert? Wie fühlt sich das an? Schlägt sich das auch als Körperempfindung nieder? Wo? Wie? Was macht der Gedanke „überfordert!" mit Ihrem Körper? Mit Ihrem Atem?
Ihnen tun langsam die Arme weh? Wie weh? Was spüren Sie dabei?

Aha!

DAS YOGA-AHA

Wie haben Sie diese kleine Übung erlebt?

Viele halten die Übung keine Minute durch. Nicht weil sie körperlich nicht mehr könnten, sondern weil es gedanklich zu viel ist. Kein Wunder, dass Fashion Victims Angst vor dem echten Yoga haben: Dabei kommen Dinge hoch, die man lieber im dunklen Verließ der Verdrängung vermodern lassen will. Da erhebt sich die Frage:

YOGA-GEHEIMNIS

WIE KANN ICH DEN SINN MEINES LEBENS ERKENNEN UND ERFAHREN, WENN ICH NICHT MAL DAS ERKENNEN MEINER KÖRPERWAHRNEHMUNGEN BEHERRSCHE ODER DIE ERFAHRUNG MEINER EIGENEN GEFÜHLE AUSHALTE?

Einfache Antwort: Gar nicht. Deshalb suche ich mir als Ersatz ja Modeerscheinungen aller Art! Natürlich: Viel liegt auch an der Instruktion.

Wenn die Yogalehrerin bloß meine Körperhaltung korrigiert und mich nicht gleichzeitig auch beim achtsamen Erleben sämtlicher meiner Wahrnehmungen unterstützt, ist modischer Eskapismus vorprogrammiert. Leider passiert genau das in vielen Kursen. „Ich bin doch kein Psychologe!", sagte mir ein Trainer mal. Ich hätte ihm am liebsten geantwortet: „Ich weiß, was du meinst. Aber wie willst du Yoga unterrichten oder auch nur selber ausüben, wenn du deine Seele, deine Empfindungen und deine tieferen Gedanken vor dem Kurs in den Keller sperrst?" Die Yoga-Verweigerer sind das eine.

„Walk on air against your better judgment."

Seamus Heaney

Das andere sind die Spontan-Erleuchteten. Wann immer ich diese Übung in Kursen oder Einzeltrainings einbringe, sind Menschen dabei, die dabei spontan in Begeisterung geraten. Ein Vorstandsmitglied rief mal: „Ich spüre was! Ich spüre alles! Das ist phantastisch!" Er blieb Minuten im Stütz und wollte erst aufhören, als ich ihm versicherte, dass er diesen überwältigenden Reichtum der inneren Wahrnehmung bei wirklich jedem Asana erleben und genießen könne (vgl. Kapitel 1). Drei Wochen später schickte er mir fünf Abteilungsleiter zur Burnout-Prophylaxe. Eben ein echter Manager. If you see a chance – take it.

Zwischen diesen beiden Extremen liegen die „normalen" Menschen. Für sie besteht die eigentliche Übung nicht im Stütz, sondern darin, die Gedanken und Gefühle „auszuhalten", die bei dieser und jeder anderen Übung hochkommen.

Auch wenn es zwickt: Begrüßen! Auch wenn die Versager-Gedanken („Du machst das nicht richtig! Deine Arme sind viel zu schwach!") kommen: Begrüßen! Hallo sagen. Da sein lassen. Achtsam den Gedanken und Gefühlen ins Gesicht schauen. „Ich sehe dich!", sagt ein afrikanischer Stamm zur Begrüßung. Sagen Sie es. Wie fühlt sich das an?

YOGA-GEHEIMNIS

HALTEN SIE NICHTS AUS. NEHMEN SIE ES EINFACH NUR ACHTSAM WAHR. ALLES! UND: BEGRÜSSEN SIE ES! DAS IST ZWAR HEFTIG UNGEWOHNT, ABER DEUTLICH BESSER ALS ES ZU BEKÄMPFEN ODER DAVOR ZU FLÜCHTEN.

WAS YOGA IST

Man begreift den Sinn des Lebens (vergleiche Kapitel 1), wenn man seine eigenen Empfindungen begreift und ergreift und sich von ihnen ergreifen lässt, ohne sich von ihnen forttragen zu lassen (auch eine Definition für Achtsamkeit). Sinn ist nichts Kognitives – deshalb finden viele ihn nicht. Sie suchen ihn am falschen Ort. Sinn ist etwas Haptisches, etwas Affektives, etwas Emotionales. Descartes hatte unrecht: Man ist nicht, weil man denkt. Man ist nur dann und ist nur das, was man empfindet, fühlt und achtsam reflektieren kann. Der Intellekt ist der Diener des Sinns – nicht sein Herr. Das Haus braucht den Diener, damit alles in

Ordnung kommt und bleibt. Aber wenn nur der Diener zu Hause ist, ist es doch ziemlich einsam im Haus unseres Lebens. Diese Einsamkeit inmitten des Trubels, diese Leere inmitten der Fülle, diese Sinnlosigkeit, die wir alle in den dunklen Stunden der Seele spüren, heilt Yoga. Nicht mehr. Nicht weniger.

„Die banalen Ziele menschlichen Strebens: Besitz, äußerer Erfolg, Luxus erschienen mir seit meinen jungen Jahren verächtlich."
Albert Einstein

Das ist der tiefere Sinn von Yoga, das Mehr, das es dem Verständigen anbietet: Mach mit deinem Körper ein paar seltsame Verrenkungen – und achte nicht so sehr auf die Verrenkungen an sich, sondern auf das, was dabei mit dir passiert. Hör auf die Geschichte, die dir deine Muskeln erzählen. Lausche dem sanften Ziehen deiner Sehnen. Staune über den Druck auf deine Gelenke. Hör auf das Hörspiel deiner Gedanken. Geh auf die Reise deines Atems. Auf, ab. Aus, ein, Pause. Höre auf dein Herz. Lausche deinen Sinnen – wozu hast du sie denn schließlich bekommen? Um im Internet zu surfen? Get out of here! Mach lieber etwas im Sinne des ursprünglichen Wortes Sinnvolles mit deinen Sinnen. Erfülle sie mit Sinn. Erfasse den Sinn, den dir deine Sinne anbieten: Beide Worte haben nicht umsonst denselben Wortstamm.

Das ist Yoga. Diese am Anfang holpernde, stotternde, unbeholfene und dann immer fließender werdende Integration von

Körper und Geist, Sinn und Seele, Wahrnehmung und Emotionen, Bewegung und Haltung. Integration ist ein Westler-Wort für: Und alles wird eins. Wir mit uns und das Universum mit uns. Wär das nicht was?

„Das ist besser als bewusstseinsverändernde Substanzen!“, verriet mir ein Teilnehmer mit einschlägiger Erfahrung einmal nach einer Yogastunde, während der er nicht hatte aufhören können zu grinsen. Weil es im wahrsten Sinne des Wortes die Grenzen der Wahrnehmung sprengt; unserer eingesperrten, verkümmerten, verstressten, arthritischen, angsterstarrten Wahrnehmung. Das ist Yoga. Es ist eine Einladung.

SIE SIND EINGELADEN!

Yoga möchte uns einladen, die Einstein'sche Restriktion zu überwinden. Der Physiker soll angeblich gesagt haben, dass wir nur fünf Prozent unseres Verstandes benutzen. Er hat das nie gesagt und rein hirntechnisch stimmt es nicht – aber es ist die sensorische Wahrheit: Wir sind sensorisch verarmt inmitten des sensorischen Dauerbombardements.

Zwei Drittel aller Fernsehzuschauer machen neben dem Fernsehgucken parallel noch etwas anderes. Was raten Sie? Nein, nicht Hemden bügeln. Sondern: im Internet surfen. Und trotzdem ist es nicht genug. Das wird es nie sein, weil es schon lange zu viel ist. Yoga ist die im Sinne des Wortes bewegte Umsetzung des Kernprinzips der Acceptance-and-Commitment-Therapie:

YOGA-GEHEIMNIS

WE DON'T WANT YOU TO FEEL BETTER.
WE WANT YOU TO FEEL BETTER.

Es geht nicht darum, mehr wahrzunehmen, um sich besser zu fühlen. Es geht darum, besser wahrzunehmen, weil man sich dann automatisch besser fühlt. Ich hatte mal einen Teilnehmer im Kurs, der an diesem Tag mit verspanntem Rücken zur Stunde kam. Am Anfang quälte er sich sichtlich. Doch je mehr ich darauf aufmerksam machte „achtsam fühlen, atmen, halten, Gedanken kommen und gehen lassen“, desto stärker veränderten sich seine Bewegungen. Ich fragte ihn am Ende der Stunde, ob sein Rücken besser sei.

Er sagte: „Ja. Meinem Rücken geht es ein wenig besser – aber mir geht es jetzt sehr viel besser. Mein Rücken ist noch etwas verspannt – aber meine Gedanken sind es nicht mehr!“ Das hört sich für jeden zivilisierten Menschen paradox bis übertrieben an. Aber es birgt das Geheimnis von Yoga und das eines erfüllten Lebens:

Weil Yoga uns hilft, alle unsere Erfahrungen zu integrieren. Integration ist erst mal ein großes Wort. Was ist das? Wie geht das? Wir machen es uns ganz ein-

YOGA-GEHEIMNIS

WIR WERDEN NIEMALS GANZ BEEINFLUSSEN KÖNNEN, WAS UNS WIDERFÄHRT. ABER WIR KÖNNEN DANK YOGA ALLES, WAS UNS WIDERFÄHRT, KÖRPERLICH, EMOTIONAL UND KOGNITIV SO ACHTSAM UND UMFASSEND WAHRNEHMEN LERNEN, DASS WIR AUS DEM LEIDEN LEBEN MACHEN, ERFÜLLUNG AUS DER PRÜFUNG, WAHRNEHMUNG AUS DEM SCHMERZ.

fach. Wir zerlegen das große Lebensziel, das ganz andere Yoga und den Weg zum Samadhi in acht angenehme und angenehm kleine, nachvollziehbare und so herausfordernde wie praktikable Schritte, die wir in den folgenden Kapiteln zusammen kennen und gehen lernen werden:

1. Schritt:	**Lerne, das ganze Leben, auch die unangenehmen Seiten, in vollen Zügen zu spüren!**
2. Schritt:	**Sei die Ruhe selbst! Die Atmung als Mittel und Weg zu Zentrierung, Konzentration und zum Schöpfen neuer Kraft.**
3. Schritt:	**Befreie dich! Lass alles los, was dich einschränkt.**
4. Schritt:	**Sei lieb! Eigene Grenzen respektieren – und sich trotzdem und gerade deshalb wertschätzen.**
5. Schritt:	**Wechsle deine Perspektive! An Widerständen nicht verzagen, sondern wachsen. Mit Yoga.**
6. Schritt:	**Freu dich! Wenn es quält, ist es kein Yoga. „Disziplin" ist Krampf. Yoga ist das innere Lächeln.**
7. Schritt:	**Lerne vertrauen! Vertrauen ist die Basis von Selbstwert, Erfolg im Leben und vor allem in Beziehungen.**
8. Schritt:	**Mich wirft nichts mehr um! Unerschütterliche Standfestigkeit erwerben.**

Stellen Sie sich vor: Sie gehen diese acht Schritte bis zum Ende des Weges. Das heißt: Sie leben künftig Ihr Leben in vollen Zügen, bleiben auch im dicksten Stress und Druck immer bei sich selbst, fühlen sich jederzeit innerlich absolut frei, nehmen sich in Ihrer ganzen Persönlichkeit wahr und an, spüren den Sinn Ihres Lebens, werden bei all Ihrem Tun von einer stillen Freude getragen, haben alle Ihre Zweifel und Ängste durch ein festes Vertrauen in sich und das Universum ersetzt und stehen unerschütterlich auf dem Fundament Ihrer eigenen Persönlichkeit. Hört sich absolut phantastisch an? Genau das. Und genau dahin begeben wir uns jetzt. Bereit für den ersten Schritt?

„Welch eine himmlische Empfindung
ist es, seinem Herzen zu folgen."

Goethe

„Es gibt nur zwei Arten,
sein Leben zu leben:
Entweder so,
als gäbe es keine Wunder,
oder so, als wäre
alles ein Wunder."

Albert Einstein

1

Der erste Schritt: Spür das Leben!

WARUM LESEN SIE DIESES BUCH?

Ich nehme an, Sie haben dieses Buch nicht gewählt, um nachzulesen, wie man sich verknotet. Wahrscheinlich suchen und sehnen Sie sich eher nach dem, was die Bhagavad-Gita ein gutes und erfülltes Leben nennt. Dieses gute Leben ist beileibe nicht das große Rätsel, zu dem es die westliche Bildungsgesellschaft gemacht hat. Die alten Inder haben den Weg in aller Klarheit beschrieben. Dieser Weg beginnt mit einem ersten, einfachen Schritt. Er ist so einfach, dass er permanent übersehen wird.

Auch der junge, dynamische, athletisch gebaute Manager in meinem Kurs übersah ihn. Er fragte mich irgendwann: „Wenn ich beim Sonnengruß in den ‚Sprinter' gehe – wie weit muss ich mein hinteres Bein durchstrecken? Bei mir berührt das Knie immer den Boden. Ich krieg das einfach nicht richtig hin." Mein erster Gedanke war: Typisch Manager! Macht Yoga nach dem Motto: Höher, schneller, weiter. Soll/Ist-Abweichung? Eliminieren! So kann man das auch machen. Aber das ist Betriebswirtschaftslehre, kein Yoga.

Es ist Katalog-Yoga: Wenn ich bei meinem „Sprinter" exakt so aussehe wie die Yoga-Dame auf Youtube bei ihrem „Sprinter" – dann mache ich es richtig. So kann man Yoga natürlich auch machen. Die meisten machen es so – und erleben dasselbe wie der Jungmanager: Frust, Schmerz, Unzufriedenheit, Stress, Enttäuschung und Ärger über sich und über Yoga. Das Traurige ist: Das ändert sich selbst dann nicht, wenn sie es irgendwann „richtig" machen. Denn es gibt immer etwas, das man noch besser machen könnte. Solange man sich ausschließlich und fast fanatisch nur auf ein fernes Idealbild konzentriert, verpasst man das Beste und Schönste am Yoga. Solange man sich total auf das Ziel konzentriert, verpasst man den Weg. Daher der Spruch: Der Weg ist das Ziel.

YOGA-GEHEIMNIS

„MACHEN“ SIE YOGA NICHT. SPÜREN SIE ES.

Der erste Schritt auf dem Weg zu einem guten Leben heißt: Spür' es! Nike liegt hier nicht ganz richtig: „Just do it!“ ist motivierend, trifft aber nicht den Wesenskern des Weges zu einem besseren Leben. Wesentlich ist: „Just feel it!“

Natürlich wäre es schön, wenn beim Sprinter irgendwann das hintere Bein gestreckt ist. Arbeiten Sie daran. Aber bis es so weit ist: Spüren Sie! Und zwar nicht nur den latenten Frust wegen des immer noch gekrümmten Beines, sondern auch alles andere, was sich empfinden lässt. Yoga ist eben nicht bloß das, was Sie machen, sondern vor allem und im Wesentlichen das, was Sie dabei wahrnehmen, spüren, fühlen, empfinden, denken. Alles andere wäre ja auch Diskriminierung: Yoga machen Sie erst dann, wenn Sie es „richtig“ machen? Wie gemein wäre das denn! Yoga machen Sie exakt ab dem Moment, in dem Sie spüren, was Sie spüren. Also zum Beispiel jetzt. Spüren Sie? Was?

„Ich spüre, also bin ich.“

Der andere Descartes

SPÜREN SIE!

Der erste Yoga-Schritt zum erfüllten Leben beginnt nicht mit Machen, sondern mit Wahrnehmen. Ich machte ihn zusammen mit dem Jungmanager. In Begleitung fällt das leichter, was unsere Gesellschaft verlernt und tabuiert hat: spüren. Ich ging neben ihm in den Sprinter. Sein Knie berührte, wie angekündigt, den Boden. Er verzog das Gesicht. Ich fragte: „Was spürst Du?" – „Na, das blöde Knie!" – „Und was noch?" – „Frust. Wut. Ich krieg das nicht hin und früher war ich mal Leichtathlet, das kann doch nicht sein." – „Was macht Ihr hinteres Bein, wenn Sie das denken?" – „Äh, weiß nicht." – „Spüren Sie wieder rein." – „Das ist ulkig. Wenn ich mich aufrege, nehme ich mein Bein nicht mehr wahr und wenn ich mein Bein spüre, rege ich mich nicht auf. Was ist denn das?" Gute Frage. Das ist Yoga. Genauer: der erste Schritt. Nimm wahr, was ist – und dein Leben ändert sich.

YOGA-GEHEIMNIS

JE MEHR SIE WAHRNEHMEN, DESTO MEHR YOGA IST ES UND DESTO REICHER WIRD IHR LEBEN.

Beides ist übrigens identisch: Yoga und Leben. Yoga ist nicht die Stunde jeden Dienstagabend im Yogakurs. Yoga ist jetzt.

WAS SPÜREN SIE? JETZT? WIE FÜHLT SICH IHR KÖRPER AN? WO? WELCHE GEFÜHLE NEHMEN SIE WAHR?

Warum ist das so wichtig? Ganz einfach:

LEBEN HEISST ERLEBEN.

Wenn Ihnen das bekannt vorkommt, beglückwünsche ich Sie zu Ihrer Vorkenntnis. In vielen Büchern und in noch mehr Wortbeiträgen wird das auch „Achtsamkeit“ genannt. Das ist ein etwas missverständlicher Begriff. Denn der Manager, von dem wir eben sprachen, behauptete während seines „Knie-Anfalls“ steif und fest: „Aber ich bin doch achtsam!“ Es ist nicht seine Schuld.

> ***„Das Gewahrsein von Atmung und anderen Körperempfindungen ist wahrscheinlich die allergrundlegendste buddhistische Meditationsübung. Bevor man die Achtsamkeit erfolgreich auf Gefühle, Gedanken, Emotionen oder den Geist anwenden kann, muss sie im Gewahrsein von Atem und Körper fest verankert sein.“***
> ***Mark Epstein***

„Achtsamkeit“ ist so ein vager, nebulöser Begriff, ein so undefiniertes Abstraktum, dass er alles aussagt – und nichts. Der Begriff ist didaktisch-pädagogisch problematisch.

YOGA-GEHEIMNIS

NIEMAND WEISS, WAS „ACHTSAM“ IST. ABER JEDER WEISS, WAS ER SPÜRT (KÖRPEREMPFINDUNGEN), DENKT, FÜHLT (EMOTIONEN), SIEHT, HÖRT, RIECHT UND SCHMECKT.

Ganz gleich ob wir das Achtsamkeit, Wahrnehmung oder Spüren nennen: Warum ist das so immens wichtig?

SPÜREN HEISST EINS WERDEN

Warum sind Spüren und Empfinden so wichtig? Warum ist das der erste Yoga-Schritt? Warum liefern unsere Sinne den Sinn des Lebens? Es liegt nicht an der Fülle der Sinneseindrücke, in die Sie eintauchen, sobald Sie alles, wirklich alles zu spüren versuchen. Obwohl diese Fülle allein schon ungeheuer, naja, erfüllend ist. Aber die wunderbare Wirkung der Sinneseindrücke liegt nicht nur darin, sondern vor allem in ihrem integrativen Charakter.

> „Konzentration ist einschränkend, auf einen bestimmten Bereich begrenzt, während Achtsamkeit grenzenlos ist."
> Jiddu Krishnamurti

Wenn Sie ganz viele Sinneseindrücke parallel wahrnehmen wollen und mit wachsender Übung auch können, laufen diese vielen Eindrücke nämlich nicht getrennt nebeneinander her, sondern vereinigen sich zu einem großen Ganzen. Das ist Zweck und Ziel von Yoga – und nicht das Verbiegen. Das sagt schon das Wort „Yoga" selbst. Es stammt vom Sanskrit-Wort „Yui" ab: verbinden, vereinigen – nämlich Körper, Geist und Seele. Wer alles, was ist, wahrnimmt, vereinigt sich mit allem, was ist. Vor allem mit sich selbst. Das weitgehende Fehlen dieser integrativen sensorischen Wahrnehmung erklärt, warum unsere Zivilisation im Wohlstand erstickt, die Leute aber ständig jammern, gestresst und gefrustet sind.

FLUCH DES WOHLSTANDS

Wir sind so latent unzufrieden mit unserem modernen Leben, weil wir eben nicht integrieren, sondern selektieren. Einer meiner früheren Nachbarn zum Beispiel.

Als er zum ersten Mal mit seiner neuen S-Klasse auf den Hof fuhr, erzählte er mir gefühlt stundenlang begeistert von den Vorzügen und Extras seines neuen Autos. Als ich ihn nur vier Wochen später auf diese Begeisterung ansprach, sagte er: „Naja. Ist halt ein Auto. Ist eben nicht mehr neu." Böse Falle.

YOGA-GEHEIMNIS

**ES IST NICHT DAS GUT,
DAS GENUSS STIFTET.
ES IST DER GENUSS, DER GUTES STIFTET.**

Was mein damaliger Nachbar machte (und leider immer noch macht), ist lupenreine Selektion: „Genuss ist nur, wenn es neu, aufregend und statusbildend ist!" So macht das unsere Gesellschaft. Dass das ein Killerrezept ist, hat sie noch nicht erkannt. Und das wäre mir in dieser Form auch nie so klar geworden, wenn damals nicht auch ein anderer Luxuskarossenfahrer sein Auto im Hof abgestellt hätte: Es war ein 17 Jahre alter Jaguar. Zwar hat der Wagen wie alle Oldtimer seine Macken, aber sein Fahrer würde ihn nicht für Gold eintauschen, denn: „Dieses Gefühl der Ledersitze an meinem Rücken, wie das Holzlenkrad in der Hand liegt, der Geruch des edlen Interieurs, der Sound der Maschine und dann diese Straßenlage, wie auf Schienen gezogen ... Das ist ein Traum!" Merken Sie es? Das ist Integration aller Sinneseindrücke.

YOGA-GEHEIMNIS

JE MEHR UNTERSCHIEDLICHE SINNESEINDRÜCKE SIE WAHRNEHMEN, DESTO GRÖSSER IHR GENUSS, DESTO REICHER IHR LEBEN UND DESTO MEHR LEBENSSINN ERFAHREN SIE.

Dazu brauchen Sie keine britische Luxuskarosse. Im Gegenteil:

YOGA-GEHEIMNIS

WENN SIE HIER UND JETZT BEIM LESEN NICHT IHREN ATEM UND IHREN KÖRPER UND DAS GEFÜHL DER SEITEN AN IHREN FINGERN UND DEN GERUCH DES PAPIERS (ODER DAS SCHIMMERN IHRES TABLETS) UND ALLE ANDEREN ZWEIFELLOS VORHANDENEN EMPFINDUNGEN UND EINDRÜCKE BEWUSST WAHRNEHMEN UND AUCH GENIESSEN KÖNNEN, HABEN SIE AUCH AM PROTZIGSTEN LUXUS KEINE LANGE FREUDE.

Das klingt logisch. Aber Logik allein verhilft keinem (außer Mr. Spock) zu einem erfüllten Leben. Dafür benötigt es Les Grands Moyens, die schweren Geschütze – zum Beispiel eine Rosine.

DIE ROSINE VON JON KABAT-ZINN

Den integrativen Charakter aller Sinneseindrücke versuche ich Übenden mit viel Geduld und vielen Asanas nahezubringen. Das ist oft mühsam. Möglicherweise haben Sie eben auch vom integrativen Charakter des Yoga gelesen und trotzdem hat es noch nicht „Kawumm!“ bei Ihnen gemacht. Deshalb macht das eine Promi-Therapeutin mit der Brachialmethode. Sie sagt: „Sucht ist immer Symptom für fehlende Genussfähigkeit. Die Leute sind süchtig, weil sie nicht mehr tief und integriert wahrnehmen können.“ Also bringt sie es ihnen wieder bei. Brachial.

Am dritten Abend der Therapie legt sie ihrer Therapie-Gruppe versammelter Prominenter statt des Abendessens eine einzige Rosine auf den Teller. Die Idee dazu stammt von Jon Kabat-Zinn, einem der Begründer der Mind-Body-Medizin – aber die Psychotherapeutin verwendet die Schockervariante. Sie sagt – und sie bringt das glaubhaft rüber, weil sie ein ganz schönes Biest sein kann: „Diese Rosine ist das einzige, was Sie in den nächsten drei Tagen zu essen bekommen werden.“ Alle Augen rucken unwillkürlich auf das runzlige Winzding. Ich würde gerne mal die Einwilligungserklärung sehen, die die Promis für diese Therapie unterzeichnen müssen. Aber das nur am Rande. Was passiert?

Es gibt natürlich Patienten, die „verschlingen“ diese Henkersmahlzeit in einem Happs: keine Wahrnehmung. Sie sind noch nicht so weit. Andere sitzen minutenlang vor der Rosine und starren sie an. Wieder andere nehmen sie vorsichtig zwischen Daumen und Zeigefinger und beginnen zaghaft und unbewusst, Eindrücke wahrzunehmen: „So weich und doch irgendwie kantig, runzlig. Eklig und doch – fühlt sich irgendwie gut an. Und riecht! Ich wusste nicht, dass Rosinen riechen.“ Ein TV-Regisseur sagte: „Ich will sie am liebsten sofort zerbeißen – aber es ist meine letzte Mahlzeit für drei Tage! Ich bin hin- und hergerissen – das fühlt sich geil an! Für so ein intensives Gefühl musste ich früher eine Nacht durchfeiern!" Okay, etwas übertrieben – aber wer weiß, welche Sinneseindrücke Sie überfluten würden, wenn Sie wüssten: Es ist für lange Zeit Ihr letzter Happen.

YOGA-GEHEIMNIS

LERNEN SIE, ROSINEN, DEN „SPRINTER" UND ALLES ANDERE, WAS SIE MACHEN UND ERLEBEN, MIT ALLEM WAHRZUNEHMEN, WAS IHNEN AN SENSORISCHEN EINDRÜCKEN GEBOTEN WIRD – SIE WERDEN „GENUSS", „SINN" UND „LEBEN" GANZ NEU ERLEBEN.

Selbst ärgerliche, stressige, ängstigende oder anderweitig belastende Situationen werden Sie damit komplett anders wahrnehmen: viel weniger belastend. Wer zum Beispiel in Stresssituationen seinen erhöhten Herzschlag bewusst wahrnimmt, dazu seine Atmung und muskulären Verspannungen, reduziert allein durchs wache Wahrnehmen Herzschlag, Blutdruck und Anspannung.

Der Effekt der Rosinen-Übung liegt dabei nicht in den „einfachen Dingen", wie diese Übung gerne missinterpretiert wird. Er liegt in der integrativen Erfassung der „totalen Wirklichkeit" wie das ein teilnehmender Physiker mal in einem für ihn geradezu rauschhaften Zustand ausdrückte. Das Rosinen-Rezept ist ein Mindbuster. Die Rosine öffnet das Tor zu einem neuen Universum: einem Universum des ungeheuren Reichtums der Sinneseindrücke. Wenn

Sie über diese Schwelle gehen, können die Auswirkungen unglaublich sein. Dazu brauchen Sie nicht unbedingt eine Rosine. Wasser und Holz tun's auch.

WASSER KOCHEN, HOLZ SAMMELN

Fast jede(r) kennt den Spruch: „Vor der Erleuchtung: Sammle Holz, koche Wasser. Nach der Erleuchtung: Sammle Holz, koche Wasser." Will heißen: Die Erleuchtung kommt nicht mit Blitz und Donner via göttlicher Stimme aus dem Nirwana, sondern bei der vollumfänglichen Erfahrung des Erfahrbaren – und das kann, nein, das sollte man gerade bei ganz alltäglichen Dingen erfahren. Unsere Sinne stiften Sinn und Genuss – nicht die Tätigkeit an sich. Für die Erleuchtung und den Genuss, für Glück und Sinn ist es völlig egal, was Sie machen. Nicht das Was ist entscheidend, sondern das Wie. Wer beim Wasserkochen nicht den Sinn des Lebens findet, sucht ihn anderswo vergeblich – kann aber ein ganzes Leben und viel Geld bei dieser Suche im Anderswo vergeuden.

„Was den modernen Menschen angeht, bestehe ich auf aktiver statt stiller Meditation. Denn eure Energie will ausgelebt werden, sie braucht Katharsis, ihr habt zu viel Energie und keine Aktion für die Energie … Lasst die Energie fließen. Durch Aktion verschmilzt du mit der Existenz. Und wenn die Energie gegangen ist und du entspannst, dann sei still." Osho

Deshalb sagt man auch: „Der Weg ist das Ziel." Ich werde kein sinnerfülltes Leben erleben, nachdem ich befördert wurde oder beim Yoga mit der Nase auf den Boden kam. Nicht nachdem, sondern dabei. Während ich auf die Beförderung hinarbeite und während ich noch einen Millimeter näher mit der Nase Richtung Boden komme, erschließt sich mir der Sinn meines Lebens – wenn, falls und insoweit ich wirklich mit allen Sinnen bei der Sache bin. Genau das sind wir nicht. Nicht mal jetzt. Wetten?

„Many of us can see that our bodies exist, but unless we are in pain, we don't notice or sense their existence."
Shirley Impellizzeri, PhD

Während Sie hier lesen – was machen Sie sonst noch? Zappeln? An der Lippe nagen? Haarlocke drehen? Kiefer anspannen? Atem anhalten? Beine verknoten? Denken? Woran? Essen? Was? Schmeckt das? Wie?

„Wenn ihr abwascht, denkt ihr vielleicht an den Tee danach und versucht, es so schnell wie möglich hinter euch zu bringen, damit ihr euch setzen und Tee trinken könnt. Das bedeutet aber, dass ihr in der Zeit, in der ihr abwascht, nicht lebt. Wenn ihr abwascht, muss der Abwasch das Wichtigste in eurem Leben sein. Und wenn ihr Tee trinkt, dann muss das Teetrinken das Wichtigste auf der Welt sein." Thich Nhat Hanh

MÜDIGKEIT IST EINE ILLUSION

Ich wollte mal von einem alten Yogi wissen, warum ich nach einem harten Tag im Büro so gerädert bin und er 16 Stunden und länger die Büroarbeit seines Yogastudios erledigen kann und danach noch so taufrisch ist. Er sagte: „Ich arbeite anders." Ich erwiderte, dass mir das schon klar sei und er endlich mit seinem Geheimnis rausrücken solle. Er sagte – aus dem Gedächtnis zitiert:

„Kein Geheimnis. Wenn ihr Westler Büroarbeit macht, macht ihr Büroarbeit."
„Aber ist das nicht der berühmte Zen-Spruch? Wenn ihr esst, sollt ihr essen und wenn ihr geht, sollt ihr gehen – und nicht noch andere Dinge nebenher machen."
„Ja, aber wie esst ihr denn? Wie macht ihr eure Büroarbeit? Wenn ihr vor einer Excel-Tabelle sitzt, dann nehmt ihr nur die Tabelle wahr."
„Das ist Konzentration, das ist Fokussierung, das ist Achtsamkeit!"
„Das ist Blödsinn! Wenn ihr vor dem PC sitzt, sitzt ihr nicht wirklich, weil ihr vergesst, dass euer Körper sitzt. Euer Nacken ist verspannt – ihr nehmt es nicht wahr. Die Augen brennen – das darf nicht sein, weil: Erst die Arbeit, dann das Vergnügen. Der Atem? Völlig aus dem Sinn gekommen."
„Hand aufs Herz: Du nimmst das alles wahr, während du Excel-Tabellen tippst?"
„Ja, logisch. Sonst wäre ich am Abend so erledigt wie du."
„Hört sich toll an. Wie lange hast du dafür üben müssen?"

„Einen Tag."
„Völlig unmöglich!"
„Am ersten Tag habe ich es geschafft, während der Arbeit meinen Atem zu spüren. Nicht lange. Nur fünf Minuten pro Stunde – das war so gut! Das erfrischte mich so wunderbar! Besser als jede Zigarettenpause. Aber den Rest der Stunde vergaß ich es. Am nächsten Tag waren es zehn Minuten. Das war vor 44 Jahren. Seither nehme ich jeden Tag etwas mehr von dem wahr, was meine Sinne mir an ganz wunderbaren Dingen anbieten."
„Aber das stört doch die Konzentration!"
„Nein, aber davor habt ihr Angst und diese Angst hält euch in dem fest, was ihr Konzentration nennt – und ihr werdet erschöpft, müde, missmutig und gestresst. Auf Dauer macht das krank und ihr nehmt einen Burnout oder Pillen, anstatt den ersten Yoga-Schritt zu machen: Nimm wahr! Alles! Mit allen Sinnen!"
„In anderen Worten: Wir sind bei der Arbeit nicht ganz bei Sinnen ..."
„Ihr seid total neben der Kapp', wie mein hessischer Vermieter sagt. Ihr habt Sinne, benutzt sie aber nicht und bezeichnet diese Sinnabschaltung dann als ‚Konzentration' oder ‚Fokus'."
„Aber mit dieser Konzentration läuft die Arbeit besser!"
„Kurzfristig ja, langfristig nein. Konzentration ist wie Rauchen oder Drogenkonsum: kurzfristig toll, langfristig verheerend. Habt ihr das wirklich noch nicht bemerkt? Isolierte Wahrnehmung macht krank und leistungsschwach."

YOGA-GEHEIMNIS
INTEGRATE, DON'T ISOLATE!

Das ist aber auch schwer? Bei der Arbeit auf den Atem zu achten, wenn das Telefon klingelt, die Mails bimmeln, die Kollegen stören und die Kunden meckern? Das haben die alten Inder schon vor Jahrhunderten entdeckt. Deshalb haben sie Yoga erfunden.

YOGA-GEHEIMNIS
JE MEHR SINNESEINDRÜCKE SIE IN DER YOGASTUNDE INTEGRIEREN, DESTO LEICHTER FÄLLT IHNEN DAS ANNEHMEN DIESER NEUEN GEWOHNHEIT DER VOLLINTEGRIERTEN SENSORIK AUCH AUSSERHALB DER YOGASTUNDE.

Wenn das so einfach ist, warum machen wir das dann nicht? Können wir das nicht? Doch, wir können. Wir wollen bloß oft nicht.

BLOSS NICHTS FÜHLEN!

Alle Menschen können ihre Sinneseindrücke wahrnehmen und integrieren. Viele wollen bloß nicht. Dieser Unwille wird nirgends deutlicher als in der Yogastunde.

Eine Yogatrainerin mit klassischer Ausbildung musste mal für eine Kollegin deren Stunde „Power-Yoga" übernehmen. Also halbierte sie die Zeiten für die einzelnen Übungen und verdoppelte die Anzahl der Übungen: Mehr Power! Wie sie es gelernt hatte, hielt sie die Teilnehmenden dazu an, bei jeder Übung alles zu spüren, was da ist. Die Teilnehmer beschwerten sich: „Wo bleibt die Power? Mach doch mal mehr Power! Schneller! Anstrengender! Heftiger!" Nach der Stunde war die Arme fertig mit den Nerven.

YOGA-GEHEIMNIS

DIE MEISTEN MENSCHEN WOLLEN NICHT WAHRNEHMEN. IM GEGENTEIL. SIE WOLLEN WAHRNEHMUNG VERMEIDEN. OFT UM JEDEN PREIS.

Wobei der Preis immer derselbe ist: das Leben, der Sinn, der Genuss. Warum fühlen sich erwachsene Menschen nur noch wohl, wenn sie bewusstlos Yoga „powern", dabei schwitzen wie verrückt und nichts anderes mehr denken können als „Au weia, bin ich heute aber wieder fertig!"? Eben darum. Weil sie dann an nichts anderes mehr denken können. Sie sind so aufgedreht, dass nur noch die komplette Hirnabschaltung ihnen Erleichterung verschafft.

YOGA-GEHEIMNIS

SENSORISCHE VERMEIDUNG IST DIE SUCHT UNSERER ZIVILISATION.

Der moderne Mensch sucht Betäubung, nicht Erleuchtung. Deshalb verstehen die Inder uns nicht. Ihrer Ansicht nach missbrauchen wir ihre Methode der Erleuchtung zum krassen Gegenteil, nämlich zur Betäubung aller Sinne. Ein amerikanischer Yogi bezeichnete das mal als „The Original Sin" – die bewusste Vermeidung des Göttlichen. Wir lernen das ganz früh.

Unsere Kultur lehrt schon unseren Kindern den Imperativ der sensorischen Vermeidung: Schau TV! Daddel am Smartphone! Spiel am Computer! Egal. Hauptsache, du bist auf zwei Millimeter der Wirklichkeit fokussiert – unter Ausschluss der Wahrnehmung deines eigenen Körpers. Der Gipfel sind Jugendliche mit „Daddel-Daumen". Sie malträtieren ihren Körper an Tablet, Smartphone oder Spielekonsole bis zur Sehnenscheidenentzündung. Oft fragen Ärzte dann: „Aber das muss doch schon lange höllisch weh tun! Hast du das denn nicht bemerkt?" Nö. Weil die Sensorik abgeschaltet war. Die „Matrix"-Trilogie mit ihren Menschen im künstlichen Koma war einfallslos dagegen. Im Film musste man die Menschen mit brutaler Gewalt stilllegen. Im wirklichen Leben machen sie das freiwillig per digitaler Medien oder eben Power-Yoga nach dem Prinzip „Total Mindlessness – Total Senselessness". Und sowas soll die Krone der Schöpfung sein? Der Schöpfer muss einen seltsamen Sinn für Humor haben ...

SENSORISCHE VERMEIDUNG

Da wir alle so erzogen wurden, erschreckt uns ausgerechnet das am meisten, was unserem Leben Sinn geben könnte: Empfindungen, Wahrnehmungen, Rezeption, Perzeption. Wobei das nicht bloß Fremdworte sind. Für den humanistisch Gebildeten verbirgt sich dahinter eine Erklärung der Welt an und für sich:

YOGA-GEHEIMNIS

WIR SIND AUF APPERZEPTION GETRIMMT (KATEGORISCH INTELLEKTUELLES ERFASSEN). DAS

UNIVERSUM UND SEIN SINN ABER ERSCHLIESSEN SICH EHER UND INTENSIVER DURCH PERZEPTION (SINNLICHE WAHRNEHMUNG).

Wenn das so einfach ist, warum perzipieren wir dann nicht alle? Weil es weh tut. Bei Yogaanfängern beginne ich manchmal mit einer simplen Rumpfbeuge nach vorne. Früher sagte man: „Knie gestreckt, Fingerspitzen Richtung Boden." Die Hälfte der Kursteilnehmenden richtet sich nach maximal zehn Sekunden wieder auf. Es reicht ihnen. Warum? „Weil das weh tut!" Aha. Und deshalb hört man auf. Logisch: sensorische Vermeidung. Unser Körper möchte uns etwas sagen, aber wir hören nicht zu, sind gar nicht da, out to lunch.

Warum muss man aus dem Dehnschmerz in die Vermeidung flüchten? Sieht ein intelligenter Mensch keine andere Option? Könnte man stattdessen nicht die Dehnung um zwei Millimeter nachlassen? Und sich auf den nachlassenden Schmerz konzentrieren? Und dabei die Atmung wieder entspannter werden lassen, denn sicher hat man dabei den Atem angehalten? Nein, kann man nicht, weil irgendeiner garantiert mosert: „Können wir nicht was Neues machen? Das haben wir ja jetzt!" Typisch: Es geht eben ums „Haben" und nicht ums Leben. Was soll man mit solchen Leuten anfangen? Ihnen verraten, dass sie im falschen Kurs sind? Im falschen Film? Im falschen Leben? Ihnen etwas beibringen, das sie nicht lernen wollen, weil sie nicht spüren wollen? Oder wie eine toll geformte Brünette mal erklärte: „Ich gehe ja nicht ins Yoga, damit ich mich schlecht fühle. Ich gehe ins Yoga, damit ich mich gut fühle!" Als ich das einem erfahrenen Yogi erzählte, sagte der ungerührt: „Das muss ein seltsames Yoga sein. Ich mache Yoga, damit ich fühle. Ob gut oder schlecht ist nicht wichtig. Denn wenn das wichtig wäre, würde ich an jenen Tagen kein Yoga machen, wo ich mich schlecht dabei fühle. Und in unserem gebeutelten Land fühle ich mich ziemlich oft eher schlecht. Dann spüre ich das eben auch – auch beim Yoga." Die meisten wollen das nicht. Weil sie Angst vor den eigenen Empfindungen haben.

FURCHT IST DER NAME DES FEINDES

Was steckt hinter der sensorischen Vermeidung? Angst. Wer eine Dehnung nach fünf Sekunden abbricht, hat Angst. Wobei die meisten das nicht zugeben wollen, weil sie selbst diese Erkenntnis lieber verdrängen. Warum achtet die Schwarzhaarige mit Modellmaßen nicht auf ihre Körperempfindungen? Weil sie fürchtet: „Wenn ich nicht ganz runter komme, lacht die total biegsame Blonde vis-à-vis mich aus!" Warum achtet der junge, dynamische Manager im „Sprinter" nicht auf seinen Körper? Weil er Versagensangst hat: „Ich war mal Leichtathlet und krieg jetzt so eine einfache Übung nicht hin!" Konkrete Furcht und diffuse Angst stecken hinter der sensorischen Vermeidung. „Deshalb ist Yoga im Westen eigentlich unmöglich", wie ein asiatischer Yogalehrer mal sagte: „Die Angst, unter der ihr leidet, verbaut euch den Zugang zu Yoga." Als ich ihn fragte, was man dagegen unternehmen könne, sagte er: „Yoga." Wenn unsere Ängste und unsere Furcht Yoga ver- oder behindern, dann sind unsere Ängste und unsere Furcht das Tor zum Yoga und zum guten Leben.

„The only way out is through."
amerikanisches Sprichwort

Yoga ist die Kunst, das zu empfinden, was ist – gerade und selbstverständlich auch die eigenen Ängste. Machen wir das. Am Beispiel des „herabschauenden Hundes" (Adho Mukha Svanasana).

Am besten, Sie gehen über den „Sprinter" hinein. Dann finden Sie die Stellung von Händen und Füßen schneller. Gehen Sie in den „Sprinter", setzen Sie danach auch den vorderen Fuß nach hinten, neben den hinteren Fuß, strecken Sie beide Beine so weit es eben geht durch und schieben Sie mit der Kraft Ihrer Arme den Steiß Richtung Decke. Für die Vermeider, Nachturner, Flüchter und Verdränger ist Yoga damit erledigt. Für den echten Yogi, die echte Yogini geht es jetzt erst los: Er und sie spüren, eine Explosion der Gefühle und Körperwahrnehmungen – und natürlich auch der Ängste. Ich bat mal in einem Kurs eine erfahrene Yogini, Graphik-Designerin, zweifache Mutter, uns „Unerleuchteten" einfach nur zu schildern, was sie beim herabschauenden Hund alles wahrnimmt. Sie sagte – und einigen Zuhörern fiel mit fortdauernder Schilderung der Unterkiefer immer weiter Richtung Boden: „Wie das selbst nach zehn Jahren Yoga noch in den Armen brennt. Ich krieg schon einen Schweißausbruch und wie jedes Mal denke ich: Typisch Frau, kein Mumm in den Armen – aber diesen Spott kann ich mit jedem Mal leichter ziehen lassen, weil ich schneller wieder zum Atem zurückkomme, und jetzt zieht es in den Waden und das Blut sammelt sich im Kopf und das drückt und wird heiß, ich hab nachher sicher einen knallroten Kopf und vielleicht lacht einer von euch und jetzt will ich lieber wieder meinen Atem wahrnehmen ..."

YOGA-GEHEIMNIS

WENN DIE ANGST SIE PACKT – NEHMEN SIE AUCH SIE HEREIN, NEHMEN SIE SIE WAHR – UND DANN WIEDER ALLES ANDERE, WAS IHNEN IHRE SINNE ANBIETEN.

Das ist im Übrigen eines der am schnellsten wirkenden Anti-Angst- und Anti-Stress-Rezepte, das auch wissenschaftlich gut belegt ist. Menschen mit Angstattacken verlieren sofort einen Großteil ihrer physiologischen Angstreaktion, sobald sie lediglich neben der Angst auch ihren Atem, ihre Haltung und ihre Muskel(ver)spannung wahrnehmen: Angst kann man nicht bekämpfen, weil man sich dabei immer nur noch stärker auf sie konzentriert, das heißt eine einzige Wahrnehmung isoliert wahrnimmt. Man „bekämpft" Angst am besten, indem man diese Konzentration, diesen Fokus, diese Isolation aufbricht und alle anderen Wahrnehmungen wieder bewusst wahrnimmt – vor allem die Wahrnehmung des eigenen Atems (vergleiche Kapitel 1).

Das ist Yoga. Das ist der erste Schritt: Egal, was auch kommen mag: Ich spüre es mit allem, was ich habe! Aber was ist, wenn die negativen Empfindungen Sie überwältigen?

KEINE ANGST VOR DER ANGST

Dass Menschen vor Schmerz und Angst flüchten, ist – na – eben menschlich. Warum flüchten sie vor so ein bisschen Dehnschmerz? Warum flüchten Sie? Weil ein Gefühl oder eine Stimme in unserem Kopf sagt: „Das hältst du nicht aus!“ Oder: „Dabei blamierst du dich!“ Oder: „Du wirst versagen!“ Und das mag niemand gerne. Also flüchten, vermeiden und verdrängen wir. Der Irrtum liegt im „also“. Wir fallen auf eine Zwangsläufigkeit herein, die keine ist. Befreien Sie sich davon:

YOGA-GEHEIMNIS

WENN SIE UNANGENEHME EMPFINDUNGEN, GEFÜHLE UND GEDANKEN WAHRNEHMEN, SAGEN SIE SICH: ICH HABE DIE WAHL. ICH KANN JETZT FLÜCHTEN. ODER ICH KANN DIESE EINDRÜCKE BEGRÜSSEN UND IHNEN EINEN PASSENDEN NAMEN GEBEN, ZUM BEISPIEL: „HALLO ANGST VORM VERSAGEN! SCHÖN DASS DU AUCH DA BIST.“

Das klingt jetzt aber sonderbar? Bitte begrüßen Sie auch diesen Teil in Ihnen, der das sagt, fühlt oder denkt. „Hallo Kritiker!“ Oder „Hallo Papa/Mama!“ Egal, den Namen bestimmen Sie. Begrüßen, „benamsen“ Sie – und beobachten Sie, was dabei in Ihrem Inneren passiert. Wirklich alle Praktizierenden berichten (teilweise nach etwas Anlaufzeit) von einer großen Erleichterung und dem Abebben der inneren Zwiste; kurz: Integration, Einswerden. Das funktioniert bei Ihnen nicht?

Weil Sie extravertiert sind? Guter Einwand. Die meisten Westler sind extravertiert, weil das auch sozial anerkannt und gefördert wird. Introvertierte gelten bei uns als „komisch“ und „eigenbrötlerisch“. In Japan zum Beispiel ist das ganz anders. Da gelten sie als weise und souverän – deshalb gibt es dort mehr davon. Aber ganz gleich, ob Sie intro- oder extravertiert sind:

Glück, Zufriedenheit und Lebenssinn sind immer „introvertiert“. Sie spüren sie nicht irgendwo da draußen, sondern tief in Ihrem Inneren.

Also begrüßen Sie den Teil in Ihnen, der Ihnen die sensorische Integration mit Verweis auf „Extraversion“ ausreden möchte. Integrieren Sie ihn damit – und beobachten Sie die angenehmen Effekte dieser Integration.

DAS LEBEN SPÜREN

Wenn man bedenkt, wie viele Bücher jedes Jahr zum Thema Achtsamkeit erscheinen, ist es absurd, wie unachtsam Yoga in der Regel praktiziert wird. Das Knie zwickt, die Sehne jault – aber egal, wenn meine Nachbarin mit der Nase auf den Boden kommt, kann ich mir das nicht gefallen lassen! Und schon bin ich auf dem Weg in die Yoga-Hölle. Was der moderne Mensch betreibt ist Katalog-Yoga: Man turnt das Bildchen oder den Trainer nach – ohne auch nur annähernd all das zu fühlen, was dabei wahrzunehmen ist.

> „Versuche nicht,
> das Leben
> zu verstehen –
> lebe es."
> Jiddu Krishnamurti

Mit der üblichen Unachtsamkeit wird Yoga nicht nur entwertet, sondern ins Gegenteil verkehrt: Es schadet! Übende holen sich Zerrungen und Quetschungen und vor allem ein angeknackstes Selbstwertgefühl, wenn sie nicht spüren wollen, was zu spüren ist. Selbst wer sich dabei nicht verletzt, bekommt vom bloßen Nachturnen nicht das, wofür er bezahlt hat, was er erwartet und was ihm vor allem gut täte.

Wenn das so schädlich ist, warum wird dann in vielen Yoga-Ratgebern nur das Nachturnen und Verbiegen beschrieben? Weil das, was man beim Verbiegen wahrnimmt, deutlich mehr Raum einnehmen würde und aus Sicht vieler Autoren und Experten die Menschen „überfordern" würde. Das muss man sich mal vorstellen: Das, was Yoga ausmacht, was das Geheimnis des Lebens darstellt, würde die Menschen, die dieses Geheimnis suchen, überfordern. Schön, dass ihr uns so wenig zutraut!

Es kommt nicht aufs Verbiegen an. Es kommt darauf an, wie viel Sie von dem spüren, was Sie beim Verbiegen spüren können. Oder beim Lesen. Oder beim Leben. Deshalb lautet eine der wichtigsten Fragen für ein gutes Leben – stellen Sie sich diese so oft es nur geht:

Was spüre, fühle, empfinde, höre, sehe, rieche, schmecke ich gerade? Alles?

DIE SCHRITTE	DIE WIRKUNG	DIE MITTEL
1. Schritt: Spüren!	Glücklich, erfolgreich und zufrieden.	Alles spüren, wahrnehmen, begrüßen, was da ist.

„Nirwana ist (…) kein Zustand, den du nach deinem Tod erlangst. Du kannst Nirwana jetzt gleich beim bewussten Atmen, Gehen und Teetrinken berühren."

Thich Nhat Hanh

„Do not let your fire go out, spark by irreplaceable spark in the hopeless swamps of the not-quite, the not-yet, and the not-at-all. Do not let the hero in your soul perish in lonely frustration for the life you deserved and have never been able to reach. The world you desire can be won. It exists … it is real … it is possible, it's yours."

Ayn Rand, Atlas Shrugged

2

Der zweite Schritt: Sei die Ruhe selbst!

STRESS IST GUT

Wir leben in stressigen Zeiten. Zum Glück! Denn wer gestresst ist und sich laut über seinen Stress beklagt, gilt was, ist wichtig, hat Bedeutung, Status, wird respektiert, anerkannt oder wahlweise bemitleidet:

„Die Kinder sind heute wieder anstrengend!" – „Och, du Arme!"
„Mein Chef macht mich wahnsinnig!" – „Der Choleriker!"
„Ich komme nie vor 18 Uhr aus dem Büro. Ich leite das neue Großprojekt unserer Firma!" – „Donnerwetter, tolle Sache!"

Der Burnout ist das Eiserne Kreuz der Ritter vom verrückten Management. Die psychosomatische Stresssymptomatik ist der Hosenbandorden der Karoshi-Krieger (Karoshi: japanisch, Tod durch Arbeitssucht).

Früher hatten die Leute Erfolg, heute haben sie Stress.

Stress ist der neue Erfolg. Stress ist Erfolgssurrogat, ein Ersatzerfolg für Statusbewusste. So statusförderlich Stress auch ist, er hat einen hohen Preis:

Dauerstress macht dick, krank, hässlich, dumm und auf Dauer unsympathisch.

Die bittere Wahrheit ist:

WER DAUERND IM STRESS IST, KOMMT NICHT ZUR RUHE. UND WER INNERLICH NICHT ZUR RUHE KOMMT, VERLIERT SEINE MITTE, SEINE SEELE, SICH SELBST UND JEDE CHANCE AUF EIN ERFÜLLTES LEBEN.

YOGA-GEHEIMNIS

Natürlich können wir nicht 24 Stunden am Tag auf der Yogamatte sitzen und „Ohm!“ chanten. Aber wer sich nicht täglich seine Mindestdosis innerer Ruhe holt (geschenkt kriegt sie keiner), kann schon nach wenigen Jahren selbst die schönsten Genüsse des Lebens nicht mehr richtig genießen, braucht von allem immer mehr, mehr, mehr – ohne dass es uns wirklich mehr Freude brächte – und wird gleichzeitig immer unzufriedener mit dem Mehr, dem Job, der Familie, sich selbst, dem Leben. Kommt Ihnen das bekannt vor? Ja, das ist das aktuelle Stimmungsbild unserer Gesellschaft.

YOGA-GEHEIMNIS

EIN MENSCH, DER NICHT MEHR ZUR RUHE FINDET, FINDET NICHT MEHR ZU SICH.

Aber das brauche ich Ihnen nicht zu sagen. Das wissen Sie wie viele andere auch. Deshalb werde ich in Kursen oft gefragt: „Wie komme ich zur Ruhe inmitten des ganzen Trubels?“ Mit dem zweiten Yoga-Schritt. Mit einem ganz einfachen Rezept, das Sie noch nicht einmal lernen müssen, weil Sie es schon kennen und vor allem können: atmen.

YOGA-GEHEIMNIS

DER BESTE UND SCHNELLSTE WEG ZUR RUHE IST IHR ATEM.

Aber Sie atmen doch ständig und sind trotzdem voll im Stress? Das stimmt nicht. Nicht Sie atmen, sondern Sie werden geatmet. Der Stress atmet Sie. Atmen Sie wieder selber. Wie?

DER ATEM: QUELL DER RUHE

Das ist insofern erschreckend als es viele Yogakurse gibt, in denen munter „Stellungen" runtergeturnt werden – ohne auch nur den Atem bewusst wahrzunehmen, geschweige denn ihn in die Übung zu integrieren. Der Unterschied? Enorm. Wer das nicht gespürt hat, weiß nicht, was er verpasst. Der Atem ist nicht bloß ein zusätzliches „feature" – es wird eine ganz andere Übung daraus, wenn Sie auf Ihren Atem achten. Das gilt nicht nur für Übungen:

YOGA-GEHEIMNIS

SIE LEBEN GANZ ANDERS, WENN SIE AUF IHREN ATEM ACHTEN.

Übrigens: Wo ist Ihr Atem jetzt? Spüren Sie ihn? Das reicht schon. Deshalb ist Kapitel 1 so wichtig: Spüren Sie den Atem – beeinflussen Sie ihn nicht. Im Gegenteil. Lassen Sie sich von ihm leiten – und sofort wird der Yogakurs unmöglich. Wenn alle zum Beispiel den Sonnengruß gleichzeitig ausführen – machen dann auch alle gleich lange Atemzüge? Das ist kein Yoga, das ist Gewalt. Ich kann meinen asthmatischen Atem doch nicht dem meines Jogger-Nachbarn oder gar dem der total durchtrainierten Trainerin anpassen! Wenn ein Polizist plötzlich an unserem Arbeitsplatz auftauchen und befehlen würde: „Alle atmen ab sofort gleichzeitig ein und aus!“ würden wir ihm was husten und ihn wegen Amtsmissbrauch verklagen. Aber im Yogakurs akzeptieren wir das klaglos? Seltsam. Warum dramatisiere ich derart? Deshalb:

YOGA-GEHEIMNIS

IHR ATEM IST DER SCHLÜSSEL ZU ALLEM.

Das brauchen Sie mir nicht zu glauben. Es reicht, wenn Sie sich selbst kennen (siehe Kapitel 2): Wenn Sie etwas erschreckt, stockt Ihnen der Atem. Wenn Sie gestresst sind, wird Ihr Atem flach und schnell (also während acht Stunden Arbeitszeit und im üblichen Freizeitstress). Wenn wir in Panik geraten, halten wir oft den Atem an. Unbewusst. Das führt zu einem circulus vitiosus: Je gestresster wir sind, desto flacher wird unser Atem, desto gestresster fühlen wir uns, desto flacher ...

YOGA-GEHEIMNIS

**VIELE FÜHLEN SICH GESTRESST,
NICHT WEIL SIE GESTRESST SIND,
SONDERN WEIL SIE FALSCH ATMEN.
UMGEKEHRT: BEWUSST ATMEN
BRINGT ENERGIE, RUHE, GELASSENHEIT
UND SOUVERÄNITÄT.**

Die Biathleten wissen das. Wenn sie mit einem Puls von über 180 von der Loipe kommen und sofort schießen würden, würden sie nichts treffen. Also beruhigen sie sich erst Mal über ihre Atmung – dann treffen sie.

YOGA-GEHEIMNIS

RUHIGER ATEM – SOUVERÄNER MENSCH.

Hören Sie mal genau hin, wenn Ihr Chef oder ein anderer Stresser wieder tobt: Der hechelt wie ein Hund. Eigentlich lustig. Aber vor allem instruktiv, weil Sie an seinem schlechten Beispiel Kumbhaka lernen können.

DIE POWER-PAUSE: KUMBHAKA

Ein cholerischer Chef redet und atmet quasi ohne Pause: auseinauseinauseinausein. Normalerweise atmen wir auch so. Nicht so hektisch aber immer noch im Sinne des Wortes pausenlos. Wenn Sie sich dagegen zu Hause auf den Boden legen und allmählich entspannen, werden Sie feststellen, dass Ihr Atem jeweils nach dem Ein- und nach dem Ausatmen eine kleine Pause macht, die Atempause (Kumbhaka). Vorausgesetzt Ihre Körperwahrnehmung ist schon so gut entwickelt (siehe Kapitel 1!).

Diese Pause ist eine natürliche, sogenannte physiologische Atempause. Sie ist das erste, was dem Stress zum Opfer fällt (und woran ein wacher Mensch erkennen kann, dass er im Stress ist – auch wenn er sich noch nicht gestresst fühlt).

SIE WOLLEN KRAFT UND RUHE MITTEN IM STRESS? MACHEN SIE KUMBHAKA!

YOGA-GEHEIMNIS

Atmen Sie ein und wieder aus – und nun sagen Sie sich gedanklich „einundzwanzig“ bevor Sie wieder einatmen. Dann atmen Sie ein. Sagen Sie „einundzwanzig“ und atmen Sie wieder aus (nicht den Atem anhalten, nicht den Kehlkopf verschließen – mit etwas Aufmerksamkeit, siehe Kapitel 1, gelingt das). Einundzwanzig. Ein. Einundzwanzig ... Machen Sie das ein paar Mal. Was spüren Sie?

Menschen mit guter Körperwahrnehmung sagen: „Ich werde ruhiger. Fast augenblicklich.“ Das muss so sein. Wer Atempausen macht oder wer deutlich länger aus- als einatmet, schaltet damit seinen Parasympathikus ein; das ist der Gegenspieler vom Sympathikus, dem „Stress-Nerv“. Beide Teile des autonomen Nervensystems haben sozusagen mehrere Ein/Aus-Schalter. Wenn ich Ihnen jetzt sage, dass man am Wochenende bei Ihnen einbricht und alle Wertsachen klaut, geht Ihr Sympathikus an. Wenn Sie danach Atempausen einlegen, schaltet sich der Parasympathikus an und beruhigt Sie wieder.

> ***„Das Leben steckt in jedem Atemzug, in jeder Tasse Tee.“***
>
> *aus: „The Last Samurai“*

Bitte versuchen Sie nicht nach dem Hauruck-Muster die Atempause zu erzwingen oder gar den Pausenrekord zu brechen. Halten

Sie den Atem nicht an. Erinnern Sie sich an Kapitel 2: Die (anfangs winzige) Atempause spüren, nicht forcieren. Was spüren Sie? Ist die Atempause nach dem Ausatmen vielleicht länger als nach dem Einatmen? Wird der Atem ruhiger? Oder erst mal unruhiger, weil er beobachtet wird? Lassen Sie auch das da sein, begrüßen Sie es und spüren Sie es einfach. Es ist einfach – aber eben nicht immer leicht, da ungewohnt. Ergo: Machen Sie das immer und immer wieder. Bis es „sitzt".

YOGA-GEHEIMNIS

MACHEN SIE SICH DAS ZUR PAUSENÜBUNG IM DOPPELTEN SINNE: ACHTEN SIE IMMER MAL WIEDER AUF IHRE ATEMPAUSE. VOR ROTEN AMPELN, IN DER S-BAHN, BEIM AUFZUGFAHREN, IN LANGATMIGEN MEETINGS ... UND AUF JEDEN FALL: JETZT!

Sie werden bemerken, dass Ihre Atempause mit jedem Tag wächst. Fortgeschrittene zählen nicht „21", sondern 21, 22, 23, 24, ... Das Trainingsprinzip gilt hier wie beim Joggen oder Hantelstemmen auch: Je öfter Sie üben, desto ruhiger, gefestigter, zentrierter werden Sie. Nach einigen Wochen werden Sie angenehm überrascht sein, wie lange Sie den Atem anhalten können, ohne den Atem anhalten zu müssen. Und je besser Ihre Beobachtungsgabe wird (Spüren! siehe Kapitel 1), desto stärker merken Sie, wie mit der Stille des Atems auch die Stille des Körpers, des Geistes und der Welt kommt. Je öfter Sie üben, desto schneller stellt sich der gewünschte Effekt ein: Sie brauchen immer weniger Atemzüge, um selbst im dicksten Stress vollkommen zur Ruhe und Souveränität zu kommen. Fortgeschrittenen reicht schon ein Atemzug; genauer: einmal ausatmen. Wird der

Atem ruhig, wird das Universum ruhig. Der Atem beruhigt den ruhelosen Geist – und macht Jogging als reinen Stressausgleich überflüssig.

JOGGING HILFT NICHT GEGEN STRESS

Was machen die meisten Menschen gegen Stress? Sie machen abends einen Ausgleich, meist Sport. Wenn man das mal genauer betrachtet, heißt das: Ich lasse den Stress tagsüber stundenlang in meinem Nervensystem wüten, lasse ihn meine Blutwerte auf den Kopf stellen und in meinem Körper Unheil anrichten und das macht alles gar nichts aus, weil ich ja abends mit einer halben Stunde Jogging die stundenlange Tortur für Nerven und Gesundheit „ausgleichen" kann. Das ist kein Ausgleich, das ist Körperverletzung. Wer seine Gesundheit schätzt, tut das nicht. Joggt der Dalai Lama etwa?

> „Wenn wir einen bewussten Atemzug machen und uns dabei unserer Augen, unseres Herzens, unserer Leber und unserer Nicht-Zahnschmerzen bewusst werden, werden wir unmittelbar ins Paradies getragen. Frieden ist da. Wir müssen ihn nur berühren."
> Thich Nhat Hanh

Der Dalai Lama macht keinen „Ausgleich". Wenn ihm sein Reisestress mal wieder zusetzt, wartet er nicht auf den Abend und seinen Ausgleichssport, sondern geht den Stress sofort und unmittelbar an. Er lächelt, versenkt sich in seinen Atem und insbesondere seine Atempausen – und der Stress entsteht erst gar nicht. Ausgleich überflüssig. Warum auf den Feierabend, das Wochenende oder den Urlaub warten, wenn man sofort etwas gegen die Anspannung unternehmen kann? Wenn man möchte. Möchte man aber meist nicht. Warum nicht?

WIR LIEBEN STRESS!

Es gibt viele Gründe, weshalb wir uns ganz herrlich stressen lassen, oft stundenlang, manche tage- und wochenlang, ohne auch nur ein einziges Sekündchen an unseren Atem zu denken. Welche Gründe vermuten Sie bei sich?

Ganz oft ist es ein Sekundärnutzen vom Stress: Wenn ich total gestresst bin, laufe ich „auf Schiene" wie in Trance, auf Autopilot. Das heißt: Ich muss nichts denken. In unseren überfordernden Zeiten ist das ein großer Trost: Nicht(s) denken zu müssen. Nicht denken zu müssen: „Was mach ich denn jetzt am besten?" Sondern einfach dem Stress-Leuchtfeuer zu folgen. Wie verführerisch dieser Stressnutzen ist, merken Sie jedes Mal, wenn Sie in einer Hyperstressphase versuchen, an Kumbhaka zu denken und sich sofort bei zwei Dutzend Gedanken ertappen von „Keine Zeit!" und „Daran kann ich nicht auch noch denken!" bis hin zu „Dafür hab ich jetzt keinen Kopf!" und „Das bringt doch nichts!" Diese Gedanken sind blühender Unsinn: Sie sollen lediglich mit zwei Prozent Ihrer Aufmerksamkeit auf Ihre Atempausen achten und kein Sudoku lösen!

WAS UNS VOM STRESS ERLÖSEN KÖNNTE, LEHNEN WIR AB, UM BLOSS NICHT VOM STRESS ERLÖST ZU WERDEN.

YOGA-GEHEIMNIS

Schlimme Selbstsabotage. Ihnen auch schon passiert? Wem nicht? (Mir auch; natürlich.) Wie kommen Sie da raus?

„Breathe. Just breathe."
Faith Hill

Sie kennen die Antwort; aus Kapitel 2: Wenn ich so achtsam bin, dass ich neben meinem Körper und der Umwelt auch meine Gedanken aufmerksam beobachte, erkenne ich meine blödsinnigeren Gedanken als solche und halte sie nicht für die wirkliche Welt. Dann kann ich sagen: „Mach mal Pause. Atempause!" Sie merken, wie jeder der acht Schritte auf dem anderen aufbaut: Das eine ermöglicht und fordert das andere. Erst wenn ich achtsam bin, kann mir die Atempause helfen. Die Atempause ist übrigens nicht die einzige Atemtechnik, die Sie mitten im Trubel zur Ruhe bringt. Es gibt noch eine andere.

NADI SHODHANA

Die Atempause funktioniert selbst dann, wenn Ihnen der Chef, die Kollegen und die halbe Welt dabei zuschaut. Die Atempause ist unsichtbar. Dagegen ist Nadi Shodhana (übersetzt: Energiekanäle reinigen), auch als Wechselatmung bekannt, eher etwas für den unbeobachteten Hausgebrauch, weil Sie sich dabei an die Nase fassen müssen. Auch diese Atemtechnik holt Sie schnell und zuverlässig vom Baum runter.

> ***„To manage the anxious body, there is no single technique as effective as breathing."***
>
> ***Margaret Wehrenberg***

Legen Sie den Daumen der rechten Hand an eine Seite Ihrer Nase, Ring- und kleinen Finger an die andere Seite. Halten Sie nun mit dem Daumen ein Nasenloch zu, während Sie mit dem anderen einatmen. Verschließen Sie nun dieses Nasenloch mit Ring- und kleinem Finger und atmen Sie mit dem anderen aus. Atmen Sie über dasselbe Nasenloch wieder ein, verschließen Sie es mit dem Finger, heben Sie den oder die anderen Finger ab und atmen Sie über das andere Nasenloch wieder aus – und so weiter (es gibt auch andere Varianten der Wechselatmung). Wenn Sie dabei den Atem kommen und gehen lassen und nicht willentlich steuern, beruhigt auch Surya Bheda. Vergleichen Sie: Was beruhigt Sie besser, schneller? Was ist angenehmer für Sie? Die eine oder die andere Atemtechnik?

Übrigens: Ihre Nase ist ein guter Stress-Tacho. Beobachten Sie (vgl. Kapitel 2) einmal genau. Wenn Ihr Atem gerade stärker durch das linke Nasenloch ein- und ausgeht, sind Sie im Augenblick wohl eher relativ ruhig. Geht Ihr Atem dagegen stärker durch das rechte, sind Sie eher unruhig, im Stress, auf hab Acht! Kleiner Tipp: Halten Sie sich eine Weile das rechte Nasenloch zu und Sie werden ruhiger.

Halten Sie sich das linke zu, werden Sie wacher, aktiver, bekommen mehr Energie.

Viele Führungskräfte, aber auch Lehrer, Ärzte oder Mütter berichten mir über ein zweites Stressproblem: „Die meiste Zeit des Tages bin ich entweder total gestresst oder total schlapp, weil ich schon wieder viel zu lange total gestresst war.“ In Management-Meetings und vor allem bei Tagungen und Kongressen dösen vor allem nach dem Mittagessen ganze Reihen von Teilnehmenden im Halbschlaf vor sich hin – und das hat nur teilweise etwas mit dem vielen guten Essen zu tun. Der Stress fordert eben seinen Tribut. Kennen wir alle. Was machen wir dagegen?

Die meisten konsumieren Unmengen Kaffee. Auch Rauchen hilft. Studierende greifen zu Ritalin bei Prüfungen. Die Inder brauchen kein Ritalin und keinen Kaffee. Sie haben etwas Wirksameres und Kostengünstigeres, das darüber hinaus keinerlei Nebenwirkungen hat: Kapalabhati.

BESSER ALS KOFFEIN: KAPALABHATI

Kapalabhati bedeutet „Feueratmung“. Wörtlich übersetzt: Der Schädel beginnt zu leuchten. Die alten Inder wussten, was gut ist. Immer dann, wenn Sie sich müde, schlapp oder erschöpft fühlen – und vorher keinen Marathon gelaufen sind oder acht Stunden im Steinbruch geklopft haben, das heißt nicht wirklich körperlich erschöpft sein können, sondern einfach nur stress-schlapp: Feueratmen Sie!

Die Feueratmung ist eine Stoßatmung. Beginnen Sie mit der Ausatmung – durch die Nase. Und zwar mit Schmackes! Stellen Sie sich vor, Sie wollten mit der Nase die Kerzen auf Ihrer Geburtstagstorte ausschnauben. Schnauben Sie wie ein wütender Stier! Schnauben Sie ruckartig und mit der ganzen Kraft Ihrer Bauchmuskeln. Deshalb belebt Kapalabhati: Je mehr muskuläre Aktivierung, desto erfrischender wirkt der Feueratem. Ans Einatmen brauchen Sie gar nicht zu denken, denn Ihre Lunge atmet nach dieser stoßartigen Entleerung von allein wieder ein. Deshalb können Sie sich ganz auf den nächsten Schnaubstoß durch die Nase konzentrieren: Raus damit! Das macht munter, das fordert, das aktiviert, das macht Spaß. Wie oft pro Minute müssen Sie so schnauben, um richtig munter zu werden? Erinnern Sie sich an Kapitel 2: Spüren Sie Ihren Atem – zählen Sie ihn nicht mit der Stoppuhr in der Hand. Ihr Bewusstsein regelt das von selbst.

Viele Feueratmer berichten übrigens, dass Kapalabhati nicht nur munter, sondern auch Spaß macht. Warum? Weil mit der muskulären Aktivierung des Bauchraums auch der Solarplexus (das Sonnengeflecht) angeregt wird. Er bekommt praktisch eine Bauchmassage und schüttet Feelgood-Hormone aus.

Wie lange sollten Sie feueratmen? Bis Sie munter sind. Solange es sich gut anfühlt. Nach zwei Dutzend solcher Atemstöße stellt sich im groben Durchschnitt die Wirkung ein – beim einen früher, bei der anderen später. Jeder Mensch ist besonders.

IN DER RUHE LIEGT DIE KRAFT

Viele Yogakurse laufen mit Musik. Beim Einkaufen, im Fahrstuhl, in der Lobby und beim Yoga: Dauerberieselung. Bloß keine Stille im Außen und damit auch keine Ruhe im Inneren. Wie soll man sich dabei selbst spüren? Man nimmt die Musik wahr, nicht sich selbst. Yoga mit innerer Unruhe – wie soll das funktionieren? Nicht gut. Äußere Unruhe behindert das Erlangen der inneren Ruhe.

Es gibt einen zweiten Störfaktor im Äußeren, der das Erlangen der inneren Ruhe behindert: das unzureichende Üben der Atmung. In vielen Kursen macht man mal eben kurz die Ujjayi-Atmung, die versteht sowieso fast keiner, allen ist das laute Atmen vor fremden Menschen peinlich und dann lässt man's auch schon und turnt wieder Asanas. Betrug? Nein. Wenn die Teilnehmenden es nicht anders wollen ... Es könnte ja jemand mal ganz zaghaft fragen: Gibt es noch eine andere Yoga-Atmung? Oder gar: Was bringt mir ein bewusster Atem?

Wir alle atmen stundenlang am Tag ziemlich stressig – auch und gerade beim Fernsehgucken oder beim traditionellen Sport (Fußball, Volleyball, Walking, Jogging ...). Kein Wunder, dass wir eine gestresste Gesellschaft sind. Deshalb ist der bewusste Atem für Ausgeglichenheit, Entspannung, Krafttanken und Stressresilienz im Alltag so entscheidend. Seine Wirkung auch. Eine Managerin gestand mir mal: „Seit ich bewusst meinen Atem wahrnehme, brauche ich kaum noch Zigarettenpausen bei der Arbeit.“ Ein schöner Erfolg.

Den schönsten Erfolg aber liefert die Erkenntnis: Sie sind in jeder Sekunde Ihres Lebens nur einen Atemzug entfernt von Ihrer eigenen Mitte, der Ruhe und der Kraft. Machen Sie diesen Zug. Jetzt!

DIE SCHRITTE	DIE WIRKUNG	DIE MITTEL
1. Schritt: Spüren!	Glücklich, erfolgreich und zufrieden.	Alles spüren, wahrnehmen, begrüßen, was da ist.
2. Schritt: Atmen!	Gelassen, zentriert, voller Kraft – auch im dicksten Stress.	Bewusstes Atmen, Atempause, Feueratem.

„Man will nicht nur glücklich sein, sondern glücklicher als die anderen. Und das ist deshalb so schwer, weil wir die anderen für glücklicher halten, als sie sind."

Charles-Louis de Montesquieu

„Wenn man glücklich ist, soll man nicht noch glücklicher sein wollen."

Theodor Fontane

„Wir denken selten an das, was wir haben, aber immer an das, was uns fehlt."

Arthur Schopenhauer

„Freedom's just another word
for nothing left to lose."

Janis Joplin

„Da ich das ‚Außer mir'
nicht ändern konnte, so beschloss ich,
das ‚In mir' zu ändern."

Johann Gottlieb Fichte

3

Der dritte Schritt: Befreie dich!

LASS DEN DRUCK LOS!

Das Leben ist nicht immer leicht und lustig. Was belastet Sie im Moment? Wäre es nicht schön, wenn Sie jetzt mit dem Finger schnippen würden – und wie von Zauberhand würde aller Druck von Ihnen abfallen? Wie würde sich das anfühlen? Frei, leicht, schön. Die Realität sieht anders aus.

Keine(r) von uns ist wirklich frei. Es gibt so vieles, das uns täglich runterzieht, belastet, stresst, frustet, Energie raubt: Zwänge, Pflichten, Ansprüche, Aufgaben, Ärger, Frust, Ziele, Erwartungen und Konventionen.

Wenn alle in meiner Klasse „mit jemandem gehen", kann ich doch nicht Single bleiben! Wenn alle meine Freundinnen das erste Kind erwarten, kann ich nicht kinderlos bleiben! Wenn mein Nachbar ein neues Auto fährt, muss ich bald nachziehen! Denken wir. Und setzen uns mit solchen Gedanken unter Druck (wobei wir unbewusst und irrtümlich annehmen, der Druck käme vom Nachbarn). Die Philosophen kennen dieses Pseudo-Druck-Problem:

„Das Vergleichen ist das Ende des Glücks

Sören Kierkegaard

Wenn Vergleichen so schlimm ist, warum vergleichen wir dann ständig reflexartig und unbewusst? Tun wir doch gar nicht! Ist nicht unsere Schuld. Ist Schuld unseres Egos:

Natürlich sollten wir Geld verdienen, uns um die Kinder kümmern und die Zähne putzen. Doch wenn die „Solltes“ in unserem Leben den kritischen Schwellenwert überschreiten, verlieren wir Lebenslust und Energie, unsere wahren Wünsche, Träume und Ziele, unser Potenzial zur persönlichen Entwicklung, uns selbst und auch unsere Leistungsfähigkeit. Buddha wusste das. Deshalb sagte er sinngemäß: Loslassen ist der Schlüssel zum Glück.

„Das Ego verbringt so viel Zeit mit der Jagd nach künftigem Glück, dass ihm das Rennen schließlich zum Selbstzweck wird.“
Ken Wilber

„Solang du nach dem Glücke jagst,
Bist du nicht reif zum Glücklichsein
Und wäre alles Liebste dein.“
Hermann Hesse, Glück

Das wissen die meisten intelligenten Menschen heutzutage (steht ja auch in jedem Magazin, selbst in Men's Health und BILD der Frau). Die Sache hat bloß einen Haken.

und der Anfang der Unzufriedenheit.“

DER HAKEN AM LOSLASSEN

Loslassen! Natürlich! „Aber ich kann doch nicht meinen Job kündigen, das Haus verkaufen und meine Familie verlassen!“, meinen viele. Wer verlangt das denn?

Das hat Buddha nicht gemeint. Loslassen heißt nicht Loswerden! Loslassen heißt nicht Aussteigen, Familie oder Besitztümer aufgeben, sondern die Fesseln, die oft genug damit verbunden sind.

Cornelia zum Beispiel ist im Augenblick schon mit ihrer eigentlichen Arbeit überfordert. Jetzt soll sie auch noch ein Excel-Sheet für den zahlenunbegabten Kollegen basteln? Das belastet sie. Am liebsten würde sie diese Belastung augenblicklich loslassen. Aber wie? „Dann ist der doch sauer auf mich!" Das ist das typische Dilemma: Loslassen macht Angst. Angst vor Ablehnung, Verlust oder Versagen, sozialem Ausschluss oder Entzug der Anerkennung.

Unser intellektuelles Zeitalter behandelt diese Angst intellektuell. Sehr vielen Menschen, die nicht loslassen können, hilft zum Beispiel die Interessenabwägung. Ein Coach könnte Cornelia fragen: „Sie wollen etwas für den Kollegen tun. Und Sie wollen auch etwas für sich tun. Ist beides vereinbar? Etwas weniger Zeit für den Kollegen und etwas mehr für sich? Wenn das nicht geht: Welches Interesse ist Ihnen gerade wichtiger? Welchem möchten Sie in dieser Situation den Vorzug geben?" Etlichen Menschen hilft diese Methodik – den meisten leider nicht und vor allem nicht nachhaltig:

YOGA-GEHEIMNIS

**WENN IHR GEIST UNFREI IST,
KÖNNEN SIE MIT DEM UNFREIEN GEIST SCHLECHT
DEN UNFREIEN GEIST BEFREIEN.**

Das ist das zentrale Yoga-Geheimnis: Man kann nicht wirklich zuverlässig mit dem Geist den Geist kurieren. Besser klappt das, wenn der Körper den Geist kuriert.

KÖRPER BEFREIT GEIST

Die westliche Methodik hat noch einen Haken: Selbst wenn Cornelia die Erwartung ihres Kollegen tatsächlich loslassen wollte – alles in ihr sträubt sich dagegen. Weil das Ego zu stark ist? Oder ihre Angst vor Anerkennungsverlust? Nein, sagt Yoga. Die Erklärung ist einfacher:

YOGA-GEHEIMNIS

WENN IHNEN LOSLASSEN SCHWERFÄLLT, DANN SICHER ZUNÄCHST DESHALB, WEIL ES UNGEWOHNT IST!

Ihnen fehlt schlicht die Übung. Wenn Cornelia etwas geübter im Loslassen wäre, hätte sie dem Kollegen schon längst gesagt: „Du, Peter, sonst gerne, heute aber nicht. Morgen habe ich wieder Zeit für dich." Cornelia sagt das nicht, weil sie das noch nicht kann: Man kann nur, was man übt. Wo könnte Cornelia Loslassen üben? Klar, logisch: beim Yoga. Dafür wurde es geschaffen. Und jetzt kommt der Knüller: Cornelia macht seit dreieinhalb Jahren Yoga! Und sie kann immer noch nicht loslassen. Was läuft da schief? Welches Yoga macht Conny denn? Genauer: Wie macht sie es?

Wie Sie es vielleicht befürchtet haben. Doggy Style: mit der Nase am Boden. Sie sieht, dass ihre Yogalehrerin mit der Nase auf den Boden kommt und denkt unwillkürlich „Und ich komm grad mal mit den Fingerspitzen an die Knie!“ – und schon zerrt und reißt und verbiegt sie sich in den Fängen der Anforderungsfessel: „Du musst das besser machen!“ Das ist Anti-Yoga: Klammere dich wie ein Ertrinkender an eigenen/fremden Ansprüchen fest! Was Cornelia (und mit ihr Millionen anderer) lernt, ist: Festhalten! Klammern! Verhaften! Und das Ganze nennen wir dann „Ehrgeiz“.

„Der Ehrgeiz ist der größte Feind des Glücks, denn er macht blind.“
Jean-Paul Belmondo

Oder wie ein anderer großer „Yoga-Guru“ sagte:

„Nichts wahrhaft Wertvolles erwächst aus Ehrgeiz oder bloßem Pflichtgefühl.“
Albert Einstein

Wer beim Yoga verkrampft und verbiestert, macht etwas Grundlegendes falsch. Yoga lernen heißt Loslassen lernen. Wenn du loslässt, wird es gut. Für Cornelia ist das erst einmal eine knochenharte Erkenntnis:

YOGA-GEHEIMNIS

WENN ICH MIT DER NASE AUF DEN BODEN KOMME, IST ES GUT. WENN ICH NICHT AUF DEN BODEN KOMME, IST ES GUT.

Wenn ich befördert werde, ist es gut. Wenn nicht, auch gut. Wenn mein Partner mich auf Händen trägt, ist das gut. Wenn nicht, ist das gut. Wenn ich Single bleibe, ist das ebenfalls gut. Wie fühlt sich das an? Erst mal milde bis ungeheuer erleichternd. Oder wie ein Kursteilnehmer mal sagte: „Ich muss nicht mehr müssen!" So klingt Freiheit. Sie ist der größte Yoga-Gewinn. Da würden Sie aber vehement widersprechen wollen? Keine Beförderung, keine Nase auf dem Boden und keinen Partner – das ist für Sie und für die Majorität der Menschheit der pure Horror? Ich weiß, das fühlt sich so an. Aber ausnahmsweise irren hier unsere Gefühle.

LOSLASSEN LERNEN: KEIN VERGLEICH!

Ein Leben lang Single und nie mit der Nase zum Boden? Der Horror. Sagt unser Gefühl. Hier täuscht uns das Gefühl. Es fühlt sich nicht deshalb schrecklich an, weil es schrecklich wäre, sondern weil es ungewohnt ist und deshalb dem ungeübten Geist inakzeptabel erscheint. Daher:

YOGA-GEHEIMNIS

LOSLASSEN LERNT MAN NUR BEIM LOSLASSEN.

Deshalb sagt Yoga: Fang mit dem Loslassen nicht bei Partnerschaft und Job an. Fang damit woanders, fang klein an und mach dich im Kleinen erst mal mit dem Vorgang und dem Gefühl des Loslassens vertraut. Wobei? Richtig: bei den Asanas. Eine tadellose Übung ist zum Beispiel Paschimottanasana – die sitzende Vorbeuge.

„Whatever the present moment contains, accept it as if you had chosen it."

Eckhart Tolle

Das heißt konkret:

„Werde den Gedanken los, dass dein Glück von irgendetwas außerhalb deiner selbst abhängt."

Neale Donald Walsh

Was war Ihre erste Reaktion als Sie eben die sitzende Vorbeuge sahen? Die meisten Menschen reagieren leicht erschrocken: „Was? So weit kommt die runter? So weit komme ich nie! Ich bin so ein Loser!" Und sofort ist es wieder da: Druck. Anspruch. Verhaftetsein. Versagensangst. Man vergleicht sich mit dem Profi und kommt in Stress – womit das erste Loslass-Instrument evident wäre:

YOGA-GEHEIMNIS

LOSLASSEN BEDEUTET: KEINE VERGLEICHE! KEINE SOLL-VORGABEN! KEINE FORDERUNGEN! KEIN ERZWINGEN, VERBIEGEN, VERBEISSEN!

Die leichteren Formen von Zwang kann unser Geist vermeiden, indem wir uns beim Üben permanent sagen: „Keine Vergleiche! Keine Normvorgaben!"

„Comparison is the thief of joy." Theodore Roosevelt

Übrigens: „Keine Vergleiche" bedeutet auch: Bitte keine Vergleiche mit sich selbst, nach der Art: „Aber gestern bin ich doch noch viel weiter mit den Fingerspitzen runtergekommen!" Auch dieser Vergleich stresst, weil er sich an etwas festhält, das nicht mehr und noch nicht wieder da ist.

Wir können es uns noch einfacher machen. Betrachten Sie die sitzende Vorbeuge auf dem beiliegenden Poster. Unter uns: So weit nach vorne kommt kein normaler Mensch. Spüren Sie die Erleichterung? So schnell kann man loslassen. Indem man ein Bild betrachtet – und schon können Sie sich mit Ihren eigenen Grenzen versöhnen. Diese Versöhnung mit sich selbst ist eminent wichtig, weil:

„Ohne die Annahme der eigenen Grenzen ist kein Loslassen möglich."
Ernst Ferstl

Und genau darauf kommt es an: Es gibt so vieles, was uns belastet – lassen wir es los. Yoga ist Spüren, Atmen und Loslassen lernen. Zum Beispiel mit Paschimottanasana.

LOSLASSEN MIT PASCHIMOTTANASANA

„Ich komm nicht bis zu den Zehenspitzen!" Wenn Sie diesen Gedanken trotz Vergleich-Verbot (s.o.) nicht loslassen können, machen Sie sich einen anderen (das Gehirn kann sich nicht auf zwei Gedanken gleichzeitig konzentrieren). Denken Sie: „Bei dieser Übung geht es nicht um meine Zehenspitzen, sondern um mein Becken."

Schieben Sie Ihr Becken (Sie dürfen jetzt ruhig mitmachen) bei dieser Übung ein klein wenig (!) nach vorne (bitte keine Zerr-Orgien!). Stellen Sie sich vor, Sie schieben Ihre Hüftknochen (oder Ihren Bauchnabel) in Richtung große Zehen – auf diese kleine, unscheinbare Bewegung richten Yogis übrigens ihr Hauptaugenmerk bei dieser Übung. Merken Sie was? Sie können jetzt schon eine Dehnung der Beinrückseite spüren – selbst wenn die Nase noch meterweit vom Knie entfernt ist. Spüren Sie?

> „Glück ist kein Geschenk der Götter.
> Es ist die Frucht
> einer inneren Einstellung."
>
> Erich Fromm

Erst dehnt und schmerzt es (sog. Dehnschmerz). Dann, nach circa 30 bis 60 Sekunden gehaltener (!) Dehnung, lässt das Ziehen nach. Sie spüren, wie Ihre Beinrückseite locker lässt, entspannt, frei wird – Ihr Kopf ist es schon: Wo ist Ihr Zwangsgedanke an die Zehenspitzen? Er ist umso weiter weg, je intensiver Sie sich in unteren Rücken, Becken und Beinrückseite hineinspüren.

YOGA-GEHEIMNIS

SPÜREN HEISST LOSLASSEN. MAN KANN NICHT SPÜREN UND SICH GLEICHZEITIG SORGEN MACHEN.

Wieder erfahren Sie, warum wir in Kapitel 1 so viel und intensiv das Spüren von Körperwahrnehmungen thematisiert haben:

YOGA-GEHEIMNIS

WER SEHR GENAU, TIEF UND INTENSIV SEINEN KÖRPER WAHRNEHMEN KANN (REINE ÜBUNGSSACHE), KANN GEDANKENZWÄNGE ABSCHÜTTELN.

Fortgeschrittene kriegen das in zwei Sekunden hin. Cornelia inzwischen auch: Der Chef brüllt sie an – sie hört ihn brüllen, sie spürt ihren Gedanken „Ojeojeoje!", sie spürt ihren sich verkrampfenden Nacken, lässt den Nacken bewusst los und mit ihm das Oje! im Kopf. Ihr Kopf ist wieder klar und sie kann ruhig und souverän reagieren. So lernt der Geist: am Körper. Warum funktioniert das? Das Großhirn denkt, vereinfacht gesprochen: Wenn mein Körper loslassen kann, kann ich das auch! Und macht es. Wenn Sie spüren, wie Ihr Körper loslässt, lässt Ihr Geist los. Das meint das oft zitierte Credo: „Lebe in der Gegenwart!"

„If you are depressed, you are living in the past.
If you are anxious, you are living in the future.
If you are at peace, you are living in the present."
Laotse

Was Laotse an dieser Stelle zu sagen vergaß – weil er davon ausging, dass das jedem Yogi, jeder Yogini eh' klar ist:

YOGA-GEHEIMNIS

NUR WER ALLES SPÜRT UND DA SEIN LÄSST, LEBT IM JETZT.

Wer „Zehenspitzen!" denkt, lebt in der Zukunft, in der er seine Zehenspitzen beim Paschimottanasana berührt. Da er das in der Gegenwart noch nicht tut, führt die Diskrepanz zwischen Gegenwart und (erwarteter) Zukunft zu Anspannung, Verhaftetsein. Ganz in der Gegenwart zu leben bedeutet: spüren. Nur spüren. Spüren heißt Loslassen. Spüren Sie es schon? Sie können diese befreiende Wirkung glatt verdoppeln, indem Sie – was raten Sie? Richtig: atmen.

ATMEN HEISST LOSLASSEN

Gehen Sie bitte wieder ins Paschimottanasana. Legen Sie das Buch neben sich auf den Boden (hilfsweise auf Kissen, Hocker oder Bücherstapel). Schieben Sie Ihren Oberkörper – Kreuz so gerade es eben geht – in Richtung Fußspitzen. Übrigens: Wer „Richtung Knie“ geht, macht oft unwillkürlich einen Rundrücken. „Brustbein Richtung Zehenspitzen“ verringert diese Gefahr. Schieben Sie Ihr Becken ein wenig nach vorne (der Rücken richtet sich stärker auf). Gehen Sie behutsam bis an den Dehnpunkt. Das heißt bis kurz vor den Punkt, wo es unangenehm wird. Vorsicht!

Bitte nicht in den Punkt rein, sondern nur an den Punkt ran. Wenn es wehtut, dehnt es nämlich nicht mehr, weil der Muskelspindelreflex jene Muskeln anspannt, die Sie dehnen wollen. Aus diesem Grund ist es übrigens unsinnig mit „No Pain – No Gain!“ zu dehnen. Das bringt nichts, das schadet nur und macht (außer Masochisten) keinen Spaß. Gefühl ist gefragt – nicht Härte oder „Disziplin“.

Sind Sie am Dehnpunkt angelangt? Wunderbar. So weit kommen Sie also mit dem Oberkörper nach vorne. Genießen Sie es. Spüren Sie alles, was zu spüren ist. Den Tonus der Muskeln, die das Kreuz gerade halten. Die Dehnung auf der Beinrückseite. Ihren Atem. Und natürlich den Dehnpunkt: „Weiter geht es nicht!“ Und jetzt atmen Sie ganz normal ein und dann gaaanz langsam und tief aus, bis kein Atom Sauerstoff mehr in den Lungen ist.
Merken Sie was?

Wessen Körperwahrnehmung noch nicht geübt ist, kann das ruhig wiederholen. Einatmen, tief ausatmen – und dabei auf Rumpf und Dehnpunkt achten. Was passiert? Obwohl Sie eben noch am Dehnpunkt waren, also am Punkt, an dem „nichts mehr geht", geht es plötzlich weiter. Deutlich. Während Sie ausatmen, sinken Sie tiefer in die Dehnung. Und vor allem: ohne sich stärker anzustrengen. Im Gegenteil! Praktisch anstrengungslos sinken Sie Millimeter für Millimeter weiter nach vorne. Das ist erstaunlich.

YOGA-GEHEIMNIS

YOGA IST, WENN ES WEITERGEHT, WENN NICHTS MEHR WEITERGEHT.

Was für Wunder der eigene Körper doch bereithält! Übrigens: Viele moderne Stretching-Formen bedienen sich dieses atemkoordinierten Dehnens. Der Effekt: spontane Entspannung. Leider ist das moderne Stretching lediglich Gymnastik. Was Yoga dagegen offeriert ist: Loslassen! Auch außerhalb des Yogastudios. Immer und überall!

IMMER UND ÜBERALL LOSLASSEN

Spitzensportler können das – weil es für ihren Erfolg entscheidend ist: überall und sofort loszulassen. Oder wie ein deutscher Nationalstürmer mal sinngemäß sagte: „Wer verkrampft, schießt keine Tore." Nur wer frei ist im Kopf, hat nachhaltig und überragend Erfolg. Einmal ganz davon abgesehen, dass verkrampft weder Spiel noch Job noch Leben Spaß machen.

YOGA-GEHEIMNIS

INNERE FREIHEIT IST KEIN LUXUS, SONDERN LEISTUNGS-, ERFOLGS- UND PRODUKTIONSFAKTOR.

Deshalb ist es so wichtig, so entscheidend, so leistungssteigernd und entspannend, dass Sie immer und überall „lockerwerden“ können. Was Ihnen nämlich beim Paschimottanasana und auf der Yogamatte gelingt, können Sie jederzeit und an jedem Ort anwenden, wenn Sie loslassen wollen:

YOGA-GEHEIMNIS

SPONTANENTSPANNUNG: ANSPANNUNG SPÜREN! TIEF AUSATMEN! MUSKEL(N) LOCKERLASSEN!

Stress jeder Art schlägt sich stets muskulär nieder: Irgendein Muskel oder eine Muskelgruppe verkrampft. Meist merken wir das nicht, eben weil wir „im Stress“ sind. Doch wer auf der Yogamatte das Hineinspüren (siehe Kapitel 1) geübt hat, merkt jede Verkrampfung, noch bevor der Stress das Hirn vernebelt und den Geist blockiert. Was ist es zum Beispiel jetzt gerade?

Kommen Sie, selbst beim Lesen verkrampft doch immer was! Was ist es? Kreuz? Nacken? Stirn? Kiefer? Magen? Schultern? Spüren Sie – und dann sagen Sie dem Muskel (als ob er ein Helfer wäre, was er ist): „Lass gaaanz locker!“ Muskuläre Entspannung ist willkürlich steuerbar – gerade weil die stressbedingte muskuläre Anspannung unwillkürlich passiert. Und während Sie den Locker!-Gedanken denken, atmen Sie ganz tief aus. Spüren Sie, wie Muskelspannung und nervliche Anspannung nachlassen? Spüren Sie diesem angenehmen Effekt nach. Unbedingt. So oft wie möglich. Denn wir leben in chronisch verspannten Zeiten.

Gerd, Abteilungsleiter, 37, berichtet zum Beispiel: „In den ersten Wochen meiner kleinen Entspannungsinitiative musste ich mir praktisch alle drei Sekunden sagen: Bauch! Locker! Ausatmen! Aber schon nach drei Tagen hab ich das dann ganz automatisch gemacht. Wie Kuppeln beim Autofahren. Nach vier Wochen waren meine Magenbeschwerden weg. Nach fünf Jahren Leiden und zig Therapieversuchen! Einmal ganz davon abgesehen, dass ich jetzt im tollsten Trubel ruhig und abgeklärt bleibe."

Stress braucht Muskeln und Flachatmung, um sich zu manifestieren: Kein erhöhter Muskeltonus – kein Stressgefühl! Keine Flachatmung – kein Stressgefühl! Dieses simple (aber übungsintensive) Rezept führt Sie in ein befreites Leben.

EIN LEBEN IN FREIHEIT

Loslassen ist Schlüsselkompetenz. Je stressiger Ihr Umfeld ist, desto wichtiger ist Loslassen (falls Sie das überhaupt wollen, siehe Kapitel 3). Warum?

YOGA-GEHEIMNIS

YIN UND YANG: FÜR EIN GUTES LEBEN MÜSSEN ANPACKEN UND LOSLASSEN IN BALANCE SEIN.

YOGA-GEHEIMNIS MIT LOCKEREN MUSKELN UND TIEFER AUSATMUNG KANN SICH KEIN MENSCH GESTRESST FÜHLEN!

Sie sind es meist nicht: Wir packen täglich mehr an als wir loslassen. Wir leben außer Balance, im Taumel. Selbst beim Anpacken sind wir zu angespannt. Eben weil wir glauben: Je angespannter wir sind, desto besser machen wir unsere Arbeit. Wir wollen alles geben und glauben, das ginge nur unter Vollspannung. Das Gegenteil ist der Fall:

YOGA-GEHEIMNIS

KEIN VERKRAMPFTER ATHLET HAT JEMALS SPITZENLEISTUNG GEBRACHT. SPITZENLEISTUNG IST NUR MÖGLICH, WENN MAN INNERLICH LOCKER BLEIBT, NICHT VERKRAMPFT UND „VERKOPFT".

Henry hat das inzwischen gelernt. Er erzählt: „Früher war ich in Meetings total verkrampft: Das ging alles viel zu langsam! Ich versuchte ständig total angespannt, die Kollegen anzuschieben – das hat nur Widerstand ausgelöst und mich erschöpft. Seit ich meine verkrampften Muskeln willentlich entspanne, tief und bewusst atme und den Anschieb-Zwang bewusst gedanklich loslasse, bin ich so präsent, dass ich viel spontaner das Richtige sagen kann und die Kollegen mit meiner Spontanität und Packen-wir's-an-Einstellung anstecke."

YOGA-GEHEIMNIS

SIE HABEN KEINEN JOB. SIE HABEN ZWEI.
JOB 1: IHRE EIGENTLICHE ARBEIT ERLEDIGEN.
JOB 2: DESTRUKTIVE NORMATIVE LOSLASSEN.

Je besser Sie Job 2 machen, desto besser gelingt Ihnen Job 1 – und desto mehr Freude haben Sie an dem, was Sie tun. Denken Sie an Ihre Hobbys: Da erreichen Sie ganz locker und mit Freude tolle Ergebnisse, während im Job oft alles so mühsam ist. Nicht weil es das wäre, sondern weil Sie zu schnell und unnötig verkrampfen! Wer leisten will, muss frei sein im Kopf. Und je besser Sie bei jedem x-beliebigen Asana die normativen Antreiber im Kopf loslassen können, desto besser gelingt Ihnen das auch in Job und Familie.

Kleine Übung zwischendurch

1. ***Erkennen Sie den aktuellen Muss-Antreiber; zum Beispiel: „Ich muss … tun!"***
2. ***Erspüren Sie die Muskeln, die sich dabei unwillkürlich anspannen und: Lassen Sie sie bewusst los!***
3. ***Während Sie sie loslassen, atmen Sie tief aus und sagen sich: „Ich lass … (den belastenden Gedanken) los!" Wiederholen Sie. Was spüren Sie?***

Wer das fleißig übt, erlebt mit der Zeit einen Lernkurveneffekt: Das Loslassen geht immer schneller. Gabi, die die obenstehende Formel drei Wochen täglich übte, sagt heute: „Ich muss nur noch

‚Loslassen!' denken, meine Muskeln schwermachen und ausatmen – und schon beruhige ich mich und die Spannung lässt nach!" So soll es sein. Fortgeschrittene brauchen nur noch „Loslassen!" zu denken – und schon werden sie frei im Kopf. Wenn das so einfach ist, warum machen das dann nicht alle?

MUT ZUM EIGENEN LEBEN

Die meisten Menschen trauen sich nicht, frei zu sein. Sie trauen sich nicht, ihren Verpflichtungen locker und entspannt nachzugehen. Thomas zum Beispiel sagt: „Das sieht doch dann so aus, als ob ich faul bin!" Viele fürchten das. Doch dahinter verbergen sich gleich zwei Irrtümer.

Der erste Irrtum: Es sieht eben nicht so aus. Die meisten Zuschauer denken nicht: „Der/die ist aber faul!", sondern: „Wow! Ist der/die aber konzentriert und gut drauf!" Wer befreit aufspielt, wird nicht als „faul" wahrgenommen, sondern als kompetent, souverän und sympathisch.

Der zweite Irrtum: Selbst wenn Sie als „faul" wahrgenommen werden würden – der Erfolg gibt Ihnen doch Recht! Thomas sagt zum Beispiel den neidischen Kollegen: „Macht ihr ruhig Stress. Ich bleibe locker – weil die Ergebnisse dann besser sind." Das weiß im Grunde jede(r). Und in Japan macht das auch fast jeder. Nur in der westlichen, insbesondere der deutschen Kultur gilt: Wer nicht total gestresst aussieht, ist faul! Als sein Chef mal wieder dieser sogenannten Fehlattribution aufsitzt, erwidert ihm Thomas locker: „Ich würde vorschlagen, Sie beurteilen meine Leistung nach meinen Ergebnissen und nicht nach dem äußeren Anschein." Das sitzt. Aber das muss man sich erst einmal trauen. Das ist der springende Punkt:

YOGA-GEHEIMNIS

NIEMAND ZWINGT SIE, EIN LEBEN IN FREIHEIT ZU FÜHREN; IM GEGENTEIL: ES IST SOZIAL ERWÜNSCHT, DASS SIE SICH VON BERUFLICHEN ERWARTUNGEN UND SOZIALEN NORMEN GEFANGEN NEHMEN LASSEN UND SICH MIT DEN STRESS-LEMMINGEN ÜBER DIE KLIPPE STÜRZEN.

Wenn Sie das tun, werden Sie immer die wohlige Wärme der Herde spüren – selbst in dem Augenblick, in dem Ihr Lebensglück und Ihre wahren Wünsche und Träume unten an der Klippe aufschlagen. Das ist nicht die Frage. Die Frage ist:

YOGA-GEHEIMNIS

WELCHES LEBEN WOLLEN SIE LEBEN? DAS DER HERDE ODER IHR EIGENES? TRABEN SIE NOCH MIT DER HERDE ODER LEBEN SIE SCHON?

Bitte beantworten Sie diese Frage keinesfalls kategorisch! Sie können und sollten ruhig einige Stunden am Tag munter mit der Herde mittraben – das hat seine Vorzüge. Sie sollen Anforderungen und Erwartungen erfüllen, wenn Sie dafür eine äquivalente Gegenleistung bekommen. Doch wenn Sie merken, dass es einfach zu viel ist oder Ihnen nicht entspricht, was man da wieder von Ihnen verlangt oder wenn Sie wirklich Höchstleistung bringen wollen: Lassen Sie los!

LOSLASSEN: TÄGLICH MEHRMALS ÜBEN!

Gelegenheiten dazu werden Sie mehr als genug finden.

Nadjas Tochter zum Beispiel quengelt schon seit Stunden: „Aber ich will auch ein Tablet! Alle meine Freundinnen haben eines!" Früher hat dieser Gruppenzwang („Rabenmutter!") Nadja ganz schön zugesetzt: „Wir haben aber kein Geld dafür!" Wie hört sich das an? Gestresst, gedrückt, unfrei. Heute hört Nadja den Normativ, lässt ihre sich dabei unwillkürlich verkrampfenden Armmuskeln los, atmet bewusst tief aus und sagt ihrer Tochter: „Ja, so ein Tablet ist eine tolle Sache. Ich hätte auch gerne eines. Vielleicht können wir uns das auch leisten, wenn wir regelmäßig zehn Euro auf die Seite legen!" Wie hört sich das an? Innerlich frei. Souverän. Und die Tochter gibt nicht erst nach der 20., sondern bereits nach der fünften Quengelei das Quengeln auf.

- ★ **„Aber so kann ich das doch nicht abgeben, das muss ich erst nochmal neu formatieren!" – Sagt wer? Muskeln entspannen, Atmen, Loslassen.**
- ★ **„Ich muss dringend fünf Kilo abnehmen!" Einverstanden – aber „muss"? Wirklich? Wie gut funktioniert Zwang, wenn Sie abnehmen wollen? Lassen Sie den Zwang los, bis es in Ihrem Kopf heißt: „Ich nehme fünf Kilo ab."**

- ★ **„Ich muss alles unter einen Hut bringen – Job, Hausbau, Kinder, Hund und einen zufriedenen Partner.“**
  In echt? Get out of here! Loslassen, loslassen, loslassen.
- ★ **Aber dann gelten Sie in den Augen Ihrer Bekannten als Versager(in)? Loslassen, loslassen, loslassen.**
- ★ **Aber dann werden Sie sozial isoliert, stigmatisiert und ausgestoßen? Loslassen, loslassen, loslassen.**

Natürlich werden diese von Geburt an eingetrichterten normativen Zumutungen nicht von einmal Loslassen aus Ihrem Blutkreislauf verschwinden. Aber spüren Sie doch mal, wie schon beim bloßen Lesen eben ein Zehntel des Drucks von Ihnen abfiel. Und mit jeder Wiederholung fällt mehr ab. Bis sich Ihr gesunder Menschenverstand wieder einschaltet (der sich unter Druck regelmäßig verabschiedet) und das Abnehm- und alle anderen Probleme nicht mehr unter Druck erfolglos, sondern jetzt ohne Druck kreativ und produktiv zu lösen versucht.

Jeder von uns wird täglich mit Dutzenden Erwartungen konfrontiert. Suchen Sie sich jene aus, die Sie loslassen wollen. Was fällt Ihnen spontan ein? Kritzeln Sie es an den Buchrand. Beginnen Sie mit der kleinsten: Es kann zu Beginn nicht klein genug sein. Niemand begeht den Fehler, sich etwas zu Kleines auszusuchen – aber die meisten den umgekehrten Fehler. Lassen Sie nicht die Sache, sondern den Zwang hinter der Sache los.

Aber solche Muss-Gedanken kommen immer wieder hoch? Wie schön. Begrüßen Sie sie als willkommene Gelegenheiten, Loslassen zu üben. Atmen Sie aus. Entspannen Sie die angespannten Muskeln und lassen Sie nicht die Sache, sondern den Zwang dahinter los. Wie oft? So oft er hochkommt. Aber das ist lästig? Ja, natürlich. Möchten Sie diesen Gedanken auch loslassen? Dann wissen Sie, was zu tun ist. Das erinnert Sie an Meditation?

YOGA-GEHEIMNIS

ES IST EIN RIESENUNTERSCHIED, OB ICH GLAUBE, DASS ICH ETWAS MACHEN MUSS, ODER OB ICH MICH ENTSCHLIESSE, DASS ICH ETWAS MACHEN MÖCHTE. DIESEN RIESENUNTERSCHIED MACHT LOSLASSEN.

Das ist Meditation – die beste und nötigste, die es gibt. Dazu brauchen Sie weder Yogamatte noch 20 Minuten absoluter Ruhe. Sie können, wo Sie auch gehen und stehen, auf diese Weise meditieren und loslassen, loslassen, loslassen. Das ist ein wenig seltsam? Sicher. Aber bestimmt nicht seltsamer, als sich pausenlos unter Druck setzen zu lassen und den Burnout-Hamster im Rad zu geben.

Das heißt nicht, dass Sie nie wieder gestresst sein sollen oder dürfen! Manchmal ist es einfach unvermeidlich, dass man in Stress gerät. Jederzeit loslassen zu können heißt lediglich, dass Sie jederzeit loslassen können, wenn Sie wollen.

Hören Sie auf, ein Sklave diffuser Erwartungen zu sein. Leben Sie als freier Mensch. Machen Sie sich frei.

Lassen Sie los!

DIE SCHRITTE	DIE WIRKUNG	DIE MITTEL
1. Schritt: Spüren!	Glücklich, erfolgreich und zufrieden.	Alles spüren, wahrnehmen, begrüßen, was da ist.
2. Schritt: Atmen!	Gelassen, zentriert, voller Kraft – auch im dicksten Stress.	Bewusstes Atmen, Atempause, Feueratem.
3. Schritt: Loslassen!	Innerlich frei, zwanglos, authentisch und voller Energie.	Keine Vergleiche und Bewertungen! Anspannung spüren, tief ausatmen, Muskeln entspannen, Antreiber loslassen!

„Als ich mich wirklich selbst zu lieben begann, habe ich mich von allem befreit, was nicht gesund für mich war, von Speisen, Menschen, Dingen, Situationen und von allem, das mich immer wieder hinunterzog, weg von mir selbst. Anfangs nannte ich das ‚gesunden Egoismus', aber heute weiß ich, das ist ‚Selbstliebe'." Charlie Chaplin

„Wer sich selbst nicht auf die rechte Art liebt, kann auch andere nicht lieben. Denn die rechte Liebe zu sich ist auch das natürliche Gutsein zu anderen. Selbstliebe ist also nicht Ichsucht, sondern Gutsein." Robert Musil

„Zier dich nicht! Versuch zu sein und nicht zu scheinen, genieße dich."

Herbert Grönemeyer

„Wirf das Missvergnügen
über dein Wesen ab!
Verzeihe dir dein eigenes Ich!“

Friedrich Wilhelm Nietzsche

„Liebe erst dich selbst,
akzeptiere, wer und was du bist,
mit all deinen Fehlern;
erst dann wirst du wissen, was Liebe ist,
und andere lieben können,
wie sie sind.“

Rose von der Au

4

Der vierte Schritt: Sei gut zu dir!

YOGA-GEHEIMNIS YOGA IST NICHT, WAS DU MACHST. YOGA IST, WIE DU ES MACHST.

SIND SIE ZUFRIEDEN MIT IHREM LEBEN?

Warum eigentlich nicht? Sie haben doch alles, was man zum Leben braucht. Ehrlich gesagt haben wir alle sehr viel mehr, als man zum Leben braucht. Und trotzdem ... Wenn wir ehrlich sind, geht es uns oft wie Ludger.

Ludger klagt einem guten Freund nach der Yogastunde beim Weizengrassaft an der Studiobar: „Jetzt habe ich alles, was ich immer wollte: super Job, gute Position, tolle Frau, zwei liebe Kinder, eigenes Haus, gesund sind wir auch alle – warum bin ich dauernd latent unzufrieden? Warum fühlt sich mein Leben vollgestopft, aber gleichzeitig leer an? Was stimmt mit mir nicht?“ Gute Frage. Eine Antwort bekäme er, wenn er sich beim Yoga selber zuschauen würde.

Genau das macht irgendwann ein zum Gastbesuch angereister indischer Yogi. Er schaut Ludgers Gruppe zu und meint dann: „Unglaublich! Die sehen fast alle so gequält aus! Warum tun die sich das an?“ Überall, wohin man blickt, sieht man aufeinandergepresste Lippen, verkniffene Augen, verkrampfte Kiefer, flache Pressatmung, massives Muskelzittern und rote Köpfe; alles begleitet von gequältem Stöhnen (was erklären könnte, warum in vielen Yogakursen Dudelmusik läuft: um das Stöhnen zu übertönen). Der Yogi ist verstört. Denn was er da sieht, gibt's eigentlich nicht. Nicht im Yoga.

Im ursprünglichen Yoga werden Sie keinen Yogi mit knallrotem Kopf erleben. Oder stöhnend! Allein der Gedanke ist absurd. Was hat der echte Yogi im Gesicht? Das wissen wir, wenn wir ein gutes Yoga-Buch gelesen oder einen guten Trainer haben: das sogenannte innere Lächeln. Warum lächeln die echten Yogis so entrückt beim Yoga? Die Antwort liegt auf der Hand: Weil es ihnen gut geht dabei! Und nicht nur zufällig:

YOGA-GEHEIMNIS

ES GEHT UNS NICHT GUT,
WENN WIR YOGA MACHEN.
ES GEHT UNS GUT,
WENN WIR UNS GUT BEHANDELN –
BEIM YOGA UND SONSTWO.

Wenn wir uns quälen, verkrampfen wir. Wenn wir uns gut behandeln, erwacht unser inneres Lächeln. Beim Yoga und im Leben. Wenn es einen Yoga-Imperativ gibt, dann diesen:

YOGA-GEHEIMNIS: DER YOGA-IMPERATIV
TU DIR SELBER GUT! GEH FREUNDLICH MIT DIR UM!

Das ist natürlich ein Affront. Niemand in der westlichen Welt ist lieb zu sich selber oder wagt, das Thema offen anzusprechen. Im Gegenteil: Die meisten Menschen finden den Gedanken abstoßend. Ludger auch. Seine jüngere Schwester, selber Yogalehrerin, kennt ihn. Sie zuckt mit den Schultern: „Ludger konnte sich noch nie selbst leiden; schon als Kind nicht. Deshalb umgibt er sich jetzt mit allem, was gut und teuer ist.“ Warum fühlt er sich dann trotzdem so unzufrieden? Trotzdem? Gerade deshalb! Er sitzt in der Falle.

IN DER FALLE

Warum ist Ludger latent unzufrieden? Das erfahren wir, wenn wir ihn fragen, warum er so ein tolles Haus und so eine vorzeigbare Gattin hat. Er meint ohne jeden Hintergedanken: „Ich wollte allen zeigen, dass ich es geschafft habe!“ Tiefenpsychologisch betrachtet appelliert er mit seinen „Statusobjekten“ an seine Umwelt: „Seht her! Tolle Frau, tolles Haus, tolles Auto, tolle Kinder! Ich habe es geschafft! Also respektiert mich! Gebt mir die mir gebührende Anerkennung, die ich als Kind so vermisst habe!“ Dieses Kompensationsmuster befeuert unsere ganze Konsumgesellschaft? Gut beobachtet. Funktioniert das? Kann man mit der Bewunderung seiner Umwelt einen Knacks aus der Kindheit wettmachen? Fragen wir Schopenhauer:

> **„Da unser größtes Vergnügen darin besteht,
> bewundert zu werden, die Bewunderer aber,
> selbst wo alle Ursache wäre, sich ungern herbeilassen,
> so ist der Glücklichste der,
> welcher gleichviel wie, es dahin gebracht hat,
> sich selbst aufrichtig zu bewundern.“**
> **Arthur Schopenhauer**

Oder wie eine kluge Frau einmal sagte und bestsellernd schrieb:

„Liebe dich selbst und es ist egal, wen du heiratest!“ Eva-Maria Zurhorst

Genau das macht Ludger nicht. Er sagt sich nicht: „Was du alles erreicht hast im Leben! Phantastisch! Du kannst mit Recht stolz auf dich sein!“ Nein, er erwartet diese Anerkennung, die er sich selbst vorenthält (ohne es bewusst zu realisieren), unbewusst aber heftig von seinen Mitmenschen. Der Haken daran: Da kann er lange warten. Denn seine Mitmenschen sind viel zu sehr damit beschäftigt, von ihm Anerkennung zu erwarten, um ihm ihrerseits Anerkennung zu geben. So warten alle auf alle. Dieses Erwartungs-Patt nennt man auch „Zivilisation“. Voltaire kannte das.

„Eigenliebe ist das Instrument der Selbsterhaltung.“ Voltaire

Warum fällt uns das so schwer? Schwerer als alles andere auf der Welt? Fragen wir Ludgers Frau.

DER EGOISMUS-EINWAND

Ludgers Frau passt zu ihm. Das kann man hören. Gerade eben sagt sie: „Ich kann doch nicht die Füße hochlegen, auch wenn sie mich noch so schmerzen, wenn der Kleine ganz dringend ein belegtes Brot essen möchte!“ Das wäre doch egoistisch! Wäre es das?

„Verstößt es etwa gegen Vernunft oder Gerechtigkeit, sich selbst zu lieben? Aber warum wollen wir dann durchaus, dass Eigenliebe ein Laster sei?“
Luc de Clapiers, Marquis de Vauvenargues

Was sagt der Klassenlehrer des Kleinen zum Egoismus-Einwand seiner Mutter? Zwei Jahre lang moniert er regelmäßig beim Elterngespräch: „Er ist fleißig und schreibt gute Noten – aber seine Empathie ist unterentwickelt. Er kann sich nicht gut auf seine Mitschüler einstellen.“ Warum nicht? Weil seine Mutter ihm zu Hause unabsichtlich, unbewusst und unreflektiert dutzendfach am Tag, sieben Tage die Woche beibringt: „Dein Wille geschehe! Dein Appetit auf Nutella-Brot geht vor meinen schmerzenden Füßen! Immer und überall.“ Die lieblose Selbstaufopferung ist gut gemeint. Leider gilt auch in der Erziehung: Der schlimmste Feind von gut ist gut gemeint.

„Wenn man die Möglichkeit hat, die Wirkung einer Mutter mit echter Selbstliebe zu beobachten, kann man feststellen, dass es für ein Kind und sein Erlebnis dessen, was Liebe, Freude und Glück sind, nichts Förderlicheres gibt, als von einer Mutter geliebt zu werden, die sich selbst liebt.“
Erich Fromm

So eine Mutter würde sagen: „Schatz, meine Füße bringen mich um! Ich leg mich auf das Sofa, du spielst mit den Lego-Steinen und in zehn Minuten bin ich wieder für dich da. Oder leg dich doch zu mir, dann machen wir beide es uns gemütlich.“ Das Kind lernt was fürs Leben: Andere Menschen haben auch Wünsche! Und es ist okay, die eigenen Bedürfnisse zu spüren, sie ernst zu nehmen, sie zu artikulieren und sie dann mit anderen Menschen zu verhandeln. Das hat der Kleine zu Hause nie gelernt – übrigens auch nicht vom Vater. Deshalb quält er in der Grundschule seine Mitschüler mit seinem mitleidlosen Egoismus – nicht weil er eine egoistische

Mutter gehabt hätte, sondern ganz im Gegenteil. Deshalb ist es so immens wichtig, Eigenliebe nicht mit Egoismus zu verwechseln.

YOGA-GEHEIMNIS

JEDER KENNT DEN KANT'SCHEN IMPERATIV IN DER UMGANGSSPRACHLICHEN FORM: „WAS DU NICHT WILLST, WAS MAN DIR TU, DAS FÜG AUCH KEINEM ANDERN ZU!" BITTE SEIEN SIE SCHLAUER ALS KANT UND DREHEN SIE DIESEN IMPERATIV UNBEDINGT UM. KONSEQUENT. AUSDAUERND: „WAS DU NIEMAND ANDEREM ZUFÜGEN WÜRDEST, DAS FÜG AUCH NICHT DIR SELBST ZU!"

Weil Ludger diesen kleinen Unterschied, diesen inversen Kant'schen Imperativ nie gelernt hat, turnt er später, als Erwachsener, auf der Yogamatte mit einer Verbissenheit herum, die seinen Trainer irgendwann verzweifeln lässt: „Er versteht das nicht. Er glaubt, Yoga ist Zehnkampf! Was soll ich nur mit ihm machen?" – „Yoga!" lautet die Antwort. Genauer: die seitliche Planke.

DIE SEITLICHE PLANKE

Yoga lehrt uns das Wichtigste im Leben: mit sich selbst gut umzugehen. Das lässt sich schön mit Vasisthasana üben. Was erleben Sie dabei?

Die meisten Menschen heben für die „seitliche Planke" vom Liegestütz aus einen Arm zur Decke und drehen den Körper rechtwinklig seitlich auf – schon sackt die Hüfte nach unten weg und Mia zum Beispiel denkt unwillkürlich: „Ich habe einfach keine Kraft im Rumpf. Weil mein Hintern viel zu dick ist. Schau mal, wie die Brünette da drüben das toll hinkriegt. So gut werde ich nie. Deshalb wurde ich schon im Kinderturnen gehänselt." Was um Himmels willen ist das denn? Das ist Mias Selbstumgang: lieblos, respektlos. Hundertfach am Tag.

YOGA-GEHEIMNIS
SIE WOLLEN DIE ANERKENNUNG ANDERER, VERWEIGERN SIE SICH ABER SELBST? NEIN, SIE WOLLEN DIE ANERKENNUNG ANDERER, WEIL SIE SIE SICH SELBST VERWEIGERN.

Das kann nicht funktionieren, denn:

YOGA-GEHEIMNIS
NIEMAND KANN IHNEN GEBEN, WAS SIE SICH SELBST VERWEIGERN.

Ein krasses Beispiel dafür lieferte der US-Millionär, der die damals schönste Schauspielerin der Welt heiratete. Sie versicherte ihm täglich, dass sie ihn aufrichtig liebe. Es nützte nichts. Da er sich selbst nicht mochte, konnte auch ihre Liebe nicht das Loch in seiner Seele stopfen. Sie konnte ihm nicht geben, was er sich selbst nicht geben wollte. Wer sich selbst nicht mag, den machen auch Heirat, Karriere, Kinder und Vermögen nicht heil und ganz. Aber das erkennen die wenigsten Menschen, weil sie nicht denken. Sie denken vielmehr: „Die haben mich noch nicht richtig lieb! Wenn ich noch reicher und erfolgreicher wäre, dann endlich würde ich bekommen, was ich brauche. Es ist einfach noch nicht genug!" Oh Wunder: Das ist es nie! Diese ganzen Wohlstands-Trophäen machen nur jene glücklich, die auch ohne sie glücklich wären, weil sie auch ohne das alles gut zu sich selber sein können und vor allem wollen. Wo kann man das lernen? Sie erraten es.

Also: Rauf auf die Matte und rein in die seitliche Planke (legen Sie das Buch neben sich) – schon stellen sich wie auf Bestellung die ersten bösen Gedanken ein – und die Übung, sich selbst gut zu behandeln, beginnt. Worin besteht sie? Das wissen Sie, das kennen Sie:

1. **Hören Sie den aufsteigenden Gedanken und Gefühlen aufmerksam zu und nehmen Sie auch alles andere wahr (siehe Kapitel 1 die Anspannung in Arm und Schulter, die Spannung im Rumpf, den Druck auf der Fußaußenkante, auf der Handfläche. Was spüren Sie noch alles? Alles?**

2. **Natürlich: auch Ihren Atem (siehe Kapitel 2).**

3. **Wenn nach Spüren und Atmen noch „böse Gedanken" da sind, lassen Sie sie bewusst ziehen (siehe Kapitel 3). Wie Blätter auf einem Fluss. Sagen Sie sich: „Keine Vergleiche, keine Wertungen …"**

Diese drei Schritte kennen Sie. Das ist gut. Es wird noch besser. Mit dem vierten Schritt: Spüren, atmen Sie, lassen Sie los – und jetzt seien Sie zur Abwechslung bitte mal gut zu sich selbst. Wie? Gute Frage.

DIE STELLVERTRETER-TECHNIK

Am Anfang fällt es allen Menschen schwer, sich selbst gut zu behandeln. Die Stellvertreter-Technik hilft dabei.

YOGA-GEHEIMNIS

FRAGEN SIE SICH: WAS WÜRDE EIN GANZ ARG NETTER UND HOCH KOMPETENTER YOGATRAINER ZU MIR SAGEN? ODER DIE BESTE FREUNDIN? ODER EIN LIEBEVOLLES HÖHERES WESEN, EIN ENGEL, EIN GUTER GEIST, MAMA?

Sicher nicht: „Bist du schwach! Und fett!" Sondern eher – und das sagen viele gute Yogatrainer bei dieser Übung tatsächlich, auch heute, auch jetzt, in diesem Augenblick, in vielen Studios und Kursräumen: „Schön die Spannung halten, tief und gleichmäßig atmen. Und wenn ihr merkt, dass euer Arm müde wird oder die Hüfte nach unten sinkt, dann quält euch nicht unnötig, sondern legt das untere Knie auf der Matte ab. Wir sind hier nicht beim Bodenturnen und auch nicht in der Folterkammer. Wir sind hier, damit es euch gut geht und damit Yoga euch guttut. Also lasst es zu! Lasst euch darauf ein!" Das ist der springende Punkt: Sich darauf einlassen. Es zulassen. Es sich selbst erlauben, nein, sich selbst dazu auffordern.

YOGA-GEHEIMNIS

GEBEN SIE SICH SELBST DIE ERLAUBNIS, SICH BEIM YOGA WOHLZUFÜHLEN, SICH SELBST GUTES ZU TUN.

Warum wird das in der Yogastunde so selten angesprochen? Weil viele Trainer Angst vor der Meute haben, die aufgewühlt brüllt: „No pain, no gain!" Die Menschen, die so etwas denken oder sagen, können meist nichts dafür. Sie beten nur das Credo unserer Zeit nach: „Behandle dich in Job, Familie und Freizeit richtig lieblos – und kompensiere das sich daraufhin unweigerlich einstellende miese Gefühl der latenten Unzufriedenheit dann bitte unter Vollverausgabung deines verfügbaren Einkommens mit suchtartigem Konsum und Statussymbolen, die dir nicht die Liebe geben können, die du verdienst!" Traurig, aber wahr: Wer heutzutage nett zu sich selbst sein möchte, muss sich gegen die herrschende Kultur stellen. Das erfordert Mut?

Eher ein suchendes Gefühl für die eigene Persönlichkeit, ein hohes Maß an Authentizität, ein Streben nach Selbstverwirklichung, ein Quantum Unabhängigkeit. Mia drückt das inzwischen so aus: „Lebe ich nun euer Leben oder meines? Wer seid ihr, dass ihr mir vorschreiben wollt, wie ich mein Leben zu leben habe? Wer will mir diktieren, dass ich nur mit Einfamilienhaus und Garten glücklich sein darf? Ich bin erwachsen. Ich weiß selber, was mir guttut." Starke Einstellung. Starke Frau. Ich habe sie seither beim Yoga nie wieder mit hochrotem Kopf gesehen. Sie weiß inzwischen, was ihr guttut und wie wichtig, ja unersetzlich es ist, dass sie sich selber erst mal guttut. Eigentlich wissen wir das alle.

Wir trauen uns nur so selten, es uns auch zu geben. Warum zum Beispiel traut sich Ludgers Frau selbst beim dritten Kind noch nicht, auch mal die Füße hochzulegen? Weil sie glaubt, das nicht verdient zu haben: „Solange der Haushalt noch so unordentlich aussieht, geht das doch nicht!" Das ist tragisch, weil wir selbst es sind, die sich das Gute verweigern.

„We have seen the enemy and he is us." Pogo

Wenn es um unser Lebensglück geht, sind wir selbst oft unser größter Feind. Wie beenden Sie die Feindschaft?

MENSCH, SEI GUT – ZU DIR!

Es ist tragisch, wie sehr wir unsere Pflicht uns selbst gegenüber vernachlässigen. Wir schieben es immer auf den Stress, die Zeitnot und die Fremdbestimmung. Doch das ist ein schwaches Argument. Es wird von den Ausnahmen ausgehebelt, zum Beispiel Nelson Mandela auf Robben Island: Weggesperrt und total gestresst – aber stets um sein seelisches Wohlergehen bemüht. Ergo:

YOGA-GEHEIMNIS

IHR WOHLERGEHEN HAT SO GUT WIE NICHTS MIT DEN ÄUSSEREN UMSTÄNDEN ZU TUN – UND SO GUT WIE ALLES DAMIT, WIE SIE MIT SICH SELBST UMGEHEN.

Was ist für einen guten Selbstumgang nötig? So komisch es klingt: Es ist nötig, dass Sie sich erst einmal von dessen Notwendigkeit und Nutzen überzeugen. Und zwar nicht generell, ein für alle Mal, sondern immer wieder, wenn nötig alle fünf Minuten. Folgendes Quartett hilft Ihnen dabei:

YOGA-GEHEIMNIS: DAS GEHEIMNIS DES GLÜCKS

1. EIGNEN SIE SICH DIE RICHTIGE EINSTELLUNG AN: „ES DARF MIR GUT GEHEN!“ ODER: „ICH ERLAUBE MIR, DASS ES MIR GUT GEHT!“ WIEDERHOLEN SIE DIESES MANTRA SO OFT ES GEHT.
2. ERLERNEN SIE DEN LIEBEVOLLEN INNEREN DIALOG, ZUM BEISPIEL: „NATÜRLICH WÄRE ES SCHÖN, WENN ICH MEHR KRAFT IN DEN ARMEN HÄTTE. ABER DAS KOMMT NOCH. ICH TRAINIERE FLEISSIG UND ICH QUÄLE MICH NICHT MIT BÖSEN GEDANKEN!“ ÜBEN SIE DIESEN UNGEWOHNTEN SELBSTFÜRSORGLICHEN INNEREN DIALOG MIT IHREN INNEREN ANTREIBERN, KRITIKERN UND DÄMONEN SO LANGE, BIS ER SICH NICHT MEHR SO UNGEWOHNT ANFÜHLT.
3. LERNEN SIE, PRIORITÄTEN ZU SETZEN: „STARKE ARME SIND WICHTIG. WICHTIGER IST, DASS ES MIR AUCH BEI DIESER ÜBUNG GUT GEHT.“
4. BLEIBEN SIE IN DER GOLDENEN MITTE: „DASS ES MIR GUT GEHT, HEISST NICHT, DASS ICH FAULENZE UND ZUM BEISPIEL ZU FRÜH DAS KNIE AUF DEN BODEN SETZE. ICH HALTE DIE SEITLICHE PLANKE BIS AN DEN SCHMERZ HERAN, NICHT IN DEN SCHMERZ HINEIN.“

Da muss man aber ganz schön viel denken, wenn man sich selbst gut behandeln möchte? Stimmt. Selbstbestimmtes Glück ist etwas für reife Charaktere, die nicht darauf warten, dass ihnen das Glück beim nächsten Einkauf im Möbelhaus in den Schoß fällt, sondern die ihr Glück selbst in die Hand nehmen. Wie der Dichter sagte:

„Das höchste Glück ist die Persönlichkeit, mit sich selbst eins zu sein."
Goethe

Mit sich selbst ins Reine zu kommen lässt sich nicht per Einkauf oder Knopfdruck erledigen. Dafür lohnt es sich auch stärker als Einkauf oder Knopfdruck. Zurück in die seitliche Planke!

WIE SICH GLÜCK ANFÜHLT

Gehen Sie noch einmal in die seitliche Planke. Halten Sie sie einige Sekunden. Nehmen Sie das untere Knie auf den Boden. Jetzt. Auch wenn es gar nicht nötig ist. Wie fühlt sich das an? Deshalb war Kapitel 1 so wichtig: Nur wer zu spüren gelernt hat, bekommt bei dieser Aktion (und im Leben) mit, wie gut sich gut anfühlt. Sobald das Knie den Boden berührt, spürt der im Spüren Geübte: angenehm. Entspannend. Alles wird schön locker.

„Eure schlechte Liebe zu euch selbst macht aus eurer Einsamkeit ein Gefängnis."
Friedrich Wilhelm Nietzsche

Alles wird warm, weil das Blut in den verkrampften Muskeln wieder zirkuliert. Auch ums Herz wird einem warm – ist das schön. Merken Sie was? Das ist Genuss. Das ist das kleine Glück, das dem großen überlegen ist (weil das große selten kommt und selten lange währt). Was tun Sie da?

Sie lernen Genuss. Sie lernen, wieder zu genießen. Ohne Haus, neues Auto oder Beluga-Kaviar. Einfach so. Genuss aus sich selbst heraus. Der beste Genuss, weil er immer und überall verfügbar ist. Bei welchen Asanas könnten Sie diesen Effekt wiederholen? Bei welchen Übungen könnten Sie das Gegenteil dessen machen, was Sie bisher tun? Also nicht: Härter! Verkrampfter! Verbiesterter! Sondern: Wie könnte ich es mir etwas leichter machen? Zum Beispiel, indem Sie zwei zusammengelegte Handtücher unter die Sitzknochen schieben, wenn Sie in den Lotossitz gehen?

YOGA-GEHEIMNIS

**DAS GLÜCK LIEGT
IN DER LEICHTIGKEIT DES SEINS –
NICHT IN DER VERKRAMPFTEN BEMÜHUNG.**

Genauer:

**ZWISCHEN SCHMERZVERZERRTER
VERKRAMPFUNG
UND STINKEFAUL AUF DER
MATTE GAMMELN
LIEGT DIE GOLDENE YOGA-MITTE.**

Wie finden Sie diese Mitte? Indem Sie atmen.

MIT DEM ATEM IN DIE MITTE

Gehen Sie nochmals in die seitliche Planke. Dies zum wiederholten Male zu tun ist anstrengend. Nehmen Sie bewusst wahr: Ihre Muskeln arbeiten jetzt ziemlich heftig. Achten Sie nun besonders auf Ihren Atem. Was macht er? Er zeigt Ihnen etwas.

YOGA-GEHEIMNIS

IHR ATEM ZEIGT IHNEN, WAS IHNEN GUTTUT.

Ihr Atem zeigt Ihnen die Grenze zwischen gesunder Anstrengung und verkrampfter Überforderung. An dieser Grenze offenbart sich die Weisheit des Yoga-Imperativs: Tu dir gut! Wer diese Grenze überschreitet, tut sich selber weh. Wann genau sollten Sie also bei der seitlichen Planke das Knie aufstellen?

Wenn der Atem nicht mehr so entspannt kommt wie in der Ruhe? Wenn er schneller wird? Wenn er anfängt zu stocken? Das bleibt ganz Ihnen überlassen. Jeder definiert die Grenze für sich selbst. Nicht die Grenze ist entscheidend, sondern das, was diese Grenze schützt: Selbstachtung, Respekt vor sich selbst, Authentizität. Ich kann bei der seitlichen Planke an guten Tagen ruhig auch etwas schneller und recht tief atmen – solange ich danach doch wieder sage: „Jetzt ist es aber genug, Knie auf den Boden.“ Das ist genau das, was wir praktizieren sollen: Es kommt nicht auf die Planke an. Es kommt im Leben darauf an, ob und wie gut wir den Punkt erkennen, ab dem es uns nicht mehr guttut. Und wie schnell wir an diesem Punkt dann tatsächlich handeln und uns gut behandeln. Viele Menschen irren auch ins andere Extrem: Sobald es anstrengend wird, sobald der erste Schweißtropfen perlt, brechen sie das Asana ab. Schade. So lernen sie nie, was es heißt, sich etwas Gutes zu tun. Denn wenn ich abbreche, tue ich mir nicht wirklich etwas Gutes, weil ich meine persönliche Entwicklung behindere, nicht bis an meine persönliche Grenze gehe.

YOGA-GEHEIMNIS
GEHEN SIE BEI JEDEM ASANA AN IHRE PERSÖNLICHE, VON DER TAGESFORM ABHÄNGIGE GRENZE – ABER NIE DARÜBER HINAUS.

Yoga-Extremisten machen das nicht. Sie verbeißen sich so lange in ein Asana, bis sie vor Schmerz nicht mehr atmen können. Da ist die Grenze lange schon überschritten. Das ist dann kein Yoga mehr, sondern ein Kampf mit und gegen sich selbst. Das möchte Yoga nicht. Yoga möchte uns lehren, uns selbst anzunehmen. Was heißt das?

YOGA-GEHEIMNIS
SICH SELBST ANZUNEHMEN HEISST, SEINE EIGENEN GRENZEN ANZUNEHMEN.

Wie lernen Sie das? Indem Sie an die Grenze gehen.

DIE EIGENEN GRENZEN ANNEHMEN

Niemand freut sich, wenn er bei der seitlichen Planke schon nach wenigen Sekunden in der Hüfte einsinkt. Selbst Fortgeschrittene finden es frustrierend, wenn nach einigen Minuten die Kraft ausgeht. Das ist nicht der Sinn von Grenzen: Dass man sich/sie frustrierend findet (und damit die Grenzen, die Erkenntnis und die Annahme seiner selbst verdrängt). Der Sinn von Grenzen ist, dass man sich an ihnen selbst erkennt und an ihnen wächst. Das kann man nur, indem man sie annimmt: Man kann nur ändern, was man annimmt.

„Wer aber leicht werden will wie ein Vogel, muss sich selber lieben. Man muss sich selber lieben lernen mit einer heilen und gesunden Liebe, dass man es bei sich aushalte und nicht umherschweife."
Friedrich Wilhelm Nietzsche

Der von übertriebenem Ehrgeiz und fehlgeleitetem Leistungsethos getriebene Mensch denkt an seiner Grenze: „Schon? Das darf nicht sein! Ich muss das länger können! Besser!" Der echte Yogi denkt, wenn er an seine Grenze gelangt: „Aha, hier also ist heute Schluss. Weiter geht nicht. Weiter würde wehtun. Das mache ich sicher nicht. Dies ist meine Grenze. Ich respektiere sie und mich." Wenn Sie das lesen – was spüren Sie dabei?

YOGA-GEHEIMNIS
INDEM SIE IHRE GRENZEN RESPEKTIEREN LERNEN, LERNEN SIE SICH SELBST ZU RESPEKTIEREN.

Niemand muss seine Grenzen toll finden – aber respektieren. Sie müssen nicht weiter kommen als bis an Ihre Grenze. Denn dann sind Sie schon weit genug: Sie spüren Ihren Körper, Ihren Atem,

Ihre Gedanken und Gefühle – und wenn Sie jetzt über die Grenze hinausgehen würden, würden Sie das alles nicht mehr spüren, sondern nur noch Ihren Schmerz. Das ist zu wenig. Zu wenig für ein erfülltes Leben.

YOGA-GEHEIMNIS

AN IHREN GRENZEN WERDEN SIE SICH ERKENNEN – UND ANNEHMEN LERNEN.

Was lehren uns Grenzen? Respekt für unsere Grenzen und damit Selbstachtung. Sie lehren uns noch etwas:

> ***„Ohne die Annahme der eigenen Grenzen ist kein Loslassen möglich."***
>
> *Ernst Ferstl*

Erinnern Sie sich an Kapitel 3? Da ging es ums Loslassen. Das können wir tadellos üben, indem wir unsere Grenzen respektieren. So schaffen wir das, wonach wir alle streben: Glück.

UNSERES EIGENEN GLÜCKES SCHMIED

Es ist schön, wenn andere Menschen gut zu uns sind oder Haus, Auto, Karriere und Familie uns glücklich machen. Aber tun sie das nicht oder nicht in ausreichendem Maße, haben wir zwei Optionen: Wir können uns bitter darüber beklagen und immer mehr, mehr, mehr davon aufhäufen. Oder wir können uns selbst geben, was wir bislang von anderen erwarteten. Ich weiß, es ist sehr schwer, diese süchtigmachende Erwartung aufzugeben:

> „Nichts macht uns feiger und gewissenloser als der Wunsch, von allen Menschen geliebt zu werden."
> Marie von Ebner-Eschenbach

Angie zum Beispiel hat Wochen gehungert und geturnt und tatsächlich zwei Kilo abgenommen – ihr Liebster merkt nichts davon. Sie tobt: „Du liebst mich nicht wirklich! Sonst würdest du sowas merken! Ich bin dir doch im Grunde völlig egal!" Wie nennt man das? Beziehung. „Gib mir Anerkennung, sonst setzt es was!" Irgendwann gibt Angie diese frustrierende und fruchtlose Erwartungshaltung auf (Loslassen, siehe Kapitel 3). Als sie das nächste Mal auf der Waage steht, denkt sie nicht mehr: „Das mach ich alles bloß für dich und du blöder Kerl merkst das nicht mal!" Sie denkt: „Wow! Noch ein Kilo runter! Dass ich das geschafft habe! Ich bin gut! Und ich habe das ganz alleine geschafft! Gut gemacht! Weiter so! Ich bin stolz auf mich! Ich mach das toll!" Das finden Sie jetzt ein wenig peinlich? Das ist es nicht:

YOGA-GEHEIMNIS

EIN REIFER MENSCH
KANN SICH SELBER GEBEN,
WAS ER BRAUCHT,
ZUM BEISPIEL EIGENLOB: EIGENLOB STIMMT!

Sich selbst zu loben, fühlt sich aber komisch an? Ja. Weil es komisch ist? Nein, weil es ungewohnt ist. Je öfter Sie das üben, desto „normaler" fühlt es sich an. Wo können Sie üben? Richtig: auf der Matte. Was spüren Sie auf der Matte? Wo ist Ihr Atem? Was möchten Sie dabei loslassen? Und dann: Sagen Sie sich etwas Nettes! Irgendwas! So schwer wird das doch nicht sein!

Doch. Ist es. Deshalb sollten Sie das üben. Damit es leichterfällt. Wenn Sie alles losgelassen haben (3. Schritt), was Sie bei der Übung an sich selbst auszusetzen haben: Was machen Sie gut dabei? Loben Sie sich dafür! Welcher Körperteil macht seine Sache richtig gut? Loben Sie sich dafür! Kommt Ihr Atem trotz Anstrengung ruhig und gleichmäßig? Finden Sie das toll! Oder seien Sie einfach stolz auf sich, weil Sie Ihren inneren Schweinehund überwunden haben und üben! Loben Sie sich dafür. In Gedanken oder halblaut. Überschwänglich! Fühlt sich das seltsam an? Gut erkannt. Mit dieser Erkenntnis stoßen wir zur letzten Grenze vor.

SELBSTWERT FÜR FORTGESCHRITTENE

Henning sagt: „Ich kann mich einfach nicht selber loben. Immer wenn ich mich zum Beispiel für meine gute Rumpfstabilität lobe, sagt die Stimme in meinem Hinterkopf: ‚Aber dein Atem! Du hechelst wie ein Hund!' Wie kann ich mich selbst gut behandeln, wenn ständig diese Stimme dazwischenfunkt?" Indem er auch und gerade diese Stimme freundlich behandelt.

Normalerweise läuft der innere Dialog bei Henning so ab:
„Wie stabil du die Rumpfspannung hältst! Erste Sahne!"
„Ja, aber dein Atem! Du keuchst wie ein 80-Jähriger!"
„Halt doch bitte endlich die Klappe! Ich versuche hier, mir selber

etwas Gutes zu tun! Also sei still!"

Hoppla! Wie kann Henning sich selber gut behandeln, wenn er sich gleichzeitig selber den Mund verbietet?

YOGA-GEHEIMNIS

SICH SELBST GUT ZU BEHANDELN, HEISST, DAS GANZE SELBST GUT ZU BEHANDELN – AUCH UND GERADE DIE „STÖRENDEN" GEDANKEN, DIE EIGENARTIGEN WÜNSCHE UND KÖRPERLICHEN SCHWÄCHEN.

Eine Metapher hilft dabei: Wenn Sie einen lästigen kleinen Bruder (alternativ: Schwester) loswerden wollen und immer wieder wegschicken, wird er nur umso heftiger „mit den Großen" spielen wollen und umso heftiger „stören". Am schnellsten gibt er Ruhe, wenn Sie ihn an der Hand nehmen. Dann ist er zwar dabei und ein wenig lästig – aber sehr viel weniger lästig, als wenn er ständig dazwischenfunkt.

„Nur wenn wir versuchen, jemand anderen zu beherrschen und zu kontrollieren, sind wir egoistisch. Aber die Welt will uns weismachen, dass es egoistisch sei, seinen eigenen Wünschen zu folgen."
Edward Bach

Es ist erschreckend, wie sehr wir abhängig sind vom Wohlwollen anderer, „depending on the kindness of strangers", wie Tennessee Williams das nannte. Der Chef grüßt mich heute Morgen nicht und ich grüble den ganzen Tag darüber nach, was ich wieder falsch gemacht habe – dabei hat er bloß Magenschmerzen. Neulich erklärte mir eine Akademikerin, 37 Jahre, Geschäftsführerin, dass sie nun doch eine Familie gründen wolle, denn: „Ohne eigene Familie wird man im Bekanntenkreis einfach nicht für voll genommen." Wow. Selbst wenn dem so wäre: Was fehlt ihr denn ohne Mann und Kinder, das sie sich nicht selbst geben könnte, wenn sie nur endlich wollte? Status?

Das ist ein Fremdwort, das aus dem Lateinischen kommt und frei übersetzt bedeutet: „schwacher Ersatz für Eigenliebe". Menschen, die nie gelernt haben, sich selbst zu schätzen, sind statussüchtig. Wer eine Zeit lang auf der Yogamatte zugebracht und die vier Schritte praktiziert hat, schätzt Status zwar, aber braucht ihn nicht (der Unterschied zwischen „nice to have" und „need to have"). Denn er kann sich selbst geben, was andere ihm nicht zu geben vermögen: Anerkennung, Wertschätzung, Liebe, Respekt, Selbstwert. Er ist affektiv autonom: Seine guten Gefühle, sein Glücksgefühl, seine Lebenszufriedenheit kommen nicht aus Auto, Haus, Beziehung, Familienstand und Geld, sondern aus ihm selbst. Er ist ein vollständiger, kompletter, unabhängiger Mensch und im eigentlichen Sinne frei. Diese Freiheit erlangen wir auf der Matte: Yoga macht frei.

BEDINGUNGSLOS

Sich selbst gut zu behandeln ist einfach, aber nicht leicht. Fast allen Menschen fällt es sehr schwer. Das liegt oft daran, dass sie das vorherrschende romantische Ideal auf die Selbstliebe übertragen. Aus: „Wenn ich gut aussehe (oder eine gute Position habe), hat mich mein Partner lieb!“ wird dann: „Wenn ich vor dem Spiegel stehe – welche Körperteile finde ich richtig gut an mir?“ Manche Ratgeber empfehlen das als Übung. Ich warne davor.

YOGA-GEHEIMNIS
LIEBE, DIE AN BEDINGUNGEN GEKNÜPFT IST, IST KEINE.

Natürlich basieren viele äußere Beziehungen auf dem Konditionalprinzip: „Wenn ... dann ...!“ Ich will das nicht schlechtmachen: Solange das funktioniert, ist so eine Kooperation, Vertragsbeziehung oder Symbiose doch auch was Schönes. Aber muss man das Liebe nennen? Roxanne jedenfalls hat ein Problem damit. Sie sagt mir nach der Yogastunde unter vier Augen: „Wenn ich mich bloß lieb habe, wenn mir ein Asana gut gelingt ...? Dann, wenn mir etwas misslingt, brauche ich Zuwendung doch gerade am nötigsten.“ Ja, natürlich. Das daraus sich logisch ergebende Prinzip der bedingungslosen Selbstliebe ist für die meisten modernen Menschen die größte Herausforderung ihres Lebens.

YOGA-GEHEIMNIS
HAB DICH LIEB. BEDINGUNGSLOS.

Also nicht nur, wenn du gut bist oder dir gefällst, sondern auch und gerade dann, wenn das nicht der Fall ist: Dann brauchst du deine Zuwendung am nötigsten. Wann immer der Kreis der Zuhörer aufgeklärt genug ist, dieses Thema zu diskutieren, kommt die Rückfrage: „Äh, wie macht man das?" Es gibt viele Wege, ich bevorzuge die Analogie.

Denken Sie an Ihren Lieblingsverein, Ihren Lieblingsstar, ein neugeborenes Baby, niedliche Haustiere oder auch an Ihr geliebtes Motorrad, Ihr Lieblingsbuch oder einen anderen Gegenstand, der immer und ausnahmslos starke, positive Gefühle in Ihnen weckt: Das ist Liebe (ein großes Wort, ich weiß). Und zwar bedingungslose. Selbst wenn der 30 Jahre alte, gut gepflegte Mercedes schon wieder defekt liegenbleibt – dem Goldstück kann kein Liebhaber jemals böse sein! Das sagen Biker auch laut und deutlich. Warum nicht über sich selbst?
Genau darin besteht die Übung:

YOGA-GEHEIMNIS

NEHMEN SIE DIE BEDINGUNGSLOSE HINWENDUNG, DIE SIE BESTIMMTEN PERSONEN, GEGENSTÄNDEN ODER TÄTIGKEITEN ENTGEGENBRINGEN ALS MODELL UND ÜBERTRAGEN SIE DIESE NACH UND NACH AUF SICH SELBST.

Ich weiß, dass das am Anfang sehr ungewohnt ist. Doch der erste Erfolg ist doch schon, dass Sie es überhaupt versuchen! Und mit jedem weiteren Mal wird es leichter und schöner. Warum versuchen es die meisten Menschen noch nicht einmal?

Was schätzen Sie?

WEIL SIE ES SICH WERT SIND

Die meisten Menschen versuchen kaum je, mit sich selbst gut umzugehen (abgesehen von Frust-Shopping und Alkoholkonsum), weil sie das unbestimmte Gefühl haben: „Das hab ich nicht verdient!" Was dann?

YOGA-GEHEIMNIS

WENN SIE DAS GEFÜHL HABEN, IHRE EIGENE ZUWENDUNG NICHT VERDIENT ZU HABEN, VERSUCHEN SIE ES DAMIT:

1. **KATEGORISCHER WIDERSPRUCH: „DOCH! ICH HABE DAS VERDIENT! WEIL JEDER MENSCH DAS VERDIENT HAT!"**
2. **TROTZ: „MIR IST EGAL, OB ICH DAS VERDIENT HABE ODER NICHT – ICH MACH DAS JETZT EINFACH, WEIL ES MIR GUTTUT!"**
3. **RÜCKBEZÜGLICHER ALTRUISMUS: „ICH WÜRDE DAS JEDEM MENSCHEN GÖNNEN, DER MIR WICHTIG IST – ALSO AUCH MIR."**
4. **AFFEKTIVE INDOLENZ: „ES IST MIR EGAL, OB SICH DAS SELTSAM ANFÜHLT. WAS SEIN MUSS, MUSS SEIN."**
5. **PROZESSORIENTIERUNG: „DAS FÜHLT SICH VIELLEICHT KOMISCH AN. ABER NUR, WEIL ES UNGEWOHNT IST. DAS GIBT SICH MIT DER ZEIT."**
6. **VERANTWORTUNGSÜBERNAHME: „DAS FÜHLT SICH SELTSAM AN – SO FÜHLT SICH DAS EBEN**

AN, WENN MAN VERANTWORTUNG ÜBERNIMMT!“

7 BRUCE-WILLIS-ATTITÜDE: „IT'S A TOUGH JOB – BUT SOME-ONE'S GOT TO DO IT!“

8 DIDAKTISCHE ARROGANZ: „ICH BIN DER EINZIGE MENSCH, DER WIRKLICH WEISS, WAS ICH BRAUCHE – ALSO GEBE ICH MIR DAS.“

9 TAKTISCHE ANPASSUNG: „ICH WERDE ES KEINEM VERRATEN, DASS ICH GUT ZU MIR BIN!“

10 ULTRA-RATIONALITÄT: „DAS FÜHLT SICH KOMISCH AN – ABER ES TUT MIR GUT.“

11 PFLICHTBEWUSSTSEIN: „ICH HABE AUCH EINE VERANTWORTUNG GEGENÜBER MIR SELBST!“

Neulich sagte ein befreundeter Yogatrainer, frisch geschieden: „Die ersten drei Wochen nach der Scheidung wäre ich jeden Morgen beim Aufwachen sofort in die Depression gefallen, wenn ich nicht fünf Minuten lang mir selber stur gesagt hätte: ‚Ich hab dich lieb. Ich hab dich lieb. Ich hab dich lieb.‘ Das hat mich gerettet!“ Warum nur nach der Scheidung? Was spricht dagegen, uns das jeden Morgen beim Aufwachen zu sagen? Jede Stunde? Wiederholt? Hört sich seltsam an? Natürlich! Wobei es seltsam ist, dass so ein Satz seltsam sein soll.

Aber: Geschenkt! Sagen Sie es! Jetzt! Laut oder leise oder nur in Gedanken. Und wenn Sie es nicht schaffen? Wenn sich alles in

Ihnen sträubt gegen den bloßen Gedanken und Sie auch an dieser einfachen, kleinen und so wertvollen Übung schmählich scheitern – was machen Sie dann? Sie ahnen es. Seien Sie gut zu sich. Nicht wegen oder trotz Ihres Versagens, sondern mit und in Ihrem Versagen. Denn es ist völlig egal, an welcher Übung Sie versagen oder reüssieren – Sie sind und bleiben liebenswert. Glauben Sie mir.

DIE SCHRITTE	DIE WIRKUNG	DIE MITTEL
1. Schritt: Spüren!	Glücklich, erfolgreich und zufrieden.	Alles spüren, wahrnehmen, begrüßen, was da ist.
2. Schritt: Atmen!	Gelassen, zentriert, voller Kraft – auch im dicksten Stress.	Bewusstes Atmen, Atempause, Feueratem.
3. Schritt: Loslassen!	Innerlich frei, zwanglos, authentisch und voller Energie.	Keine Vergleiche und Bewertungen! Anspannung spüren, tief ausatmen, Muskeln entspannen, Antreiber loslassen!
4. Schritt: Sei gut zu dir!	Erfüllung der tiefsten Wünsche, starkes Selbstwertgefühl, Unabhängigkeit von äußerer Anerkennung und Erfolgen.	Sei freundlich zu dir, insbesondere zu deinen „Schwächen“. Respektiere deine Grenzen.

„Wenn es scheint, als hätte sich alles gegen dich verschworen, erinnere dich daran, dass Flugzeuge gegen den Wind abheben und nicht mit dem Wind.“

Henry Ford

„Wenn nicht geschieht, was ich will, geschieht, was besser für mich ist.“

Martin Luther

5

Der fünfte Schritt: Wechsel deine Perspektive!

GLÜCKLICH UNTER ALLEN UMSTÄNDEN

Nehmen wir an, Sie fahren in den Urlaub, die Autobahn ist frei, der Verkehr fließt – doch plötzlich: unerwarteter Stau, keine Umleitung, Sie stecken zwei Stunden fest. Wie fühlen Sie sich? Blöde Frage! Natürlich sauer, angefressen, genervt. Wieso „natürlich"?

Warum sollte es natürlich, angemessen oder gar sinnvoll sein, so etwas Wertvolles und Wichtiges wie sein eigenes Lebensglück von so etwas Blödem wie einem Stau abhängig zu machen? Im Umkehrschluss hieße das nämlich: Es geht uns gut, wenn die Umstände das zulassen, und schlecht, wenn die Umstände es nicht zulassen – ein irres Rezept.

Gewiss: Wer sein emotionales Wohlergehen von äußeren Umständen abhängig macht, ist sicher hin und wieder glücklich. Wenn es die Umstände zulassen. Aber mal ehrlich: Reicht Ihnen das? Hin und wieder glücklich? Und nur dann, wenn es die Situation erlaubt? Wollen Sie Ihr Lebensglück wirklich von „den Umständen" abhängig machen wie ein braver Sklave sein Lebensglück abhängig macht von den Launen seines Herrn? Das klingt grauenhaft. Wie wäre es mit:

„Life isn't about waiting for the storm to pass. It's about learning how to dance in the rain."

Vivian Green

Wer gelernt hat, auch im Regen zu tanzen, ist buchstäblich unter allen Umständen glücklich. Was für eine Verheißung! Also: Auf zur Tanzstunde!

IM REGEN TANZEN

Wie soll ich denn tanzen, wenn es regnet? Wie soll ich glücklich sein, wenn mein Partner vor einer Woche bei der attraktiven Nachbarin eingezogen ist? Wenn mein Kind sitzenbleibt und ich fünf Kilo zu viel draufhabe? Das geht doch nicht! So denken wir, meist unbewusst. Und weil wir so denken, übersehen wir die Beweise des Gegenteils.

Die deutsche Popqueen Nena zum Beispiel erlebte vor Jahren das Schlimmste, was einer Mutter passieren kann: Sie verlor ihren Sohn. Als sie Monate später in einer Talkshow danach gefragt wurde, dachte ich: „Oh nein, wie taktlos!“ Aber Nena gab eine überraschende Antwort; aus dem Gedächtnis zitiert: „Dieser Verlust ist so schlimm, dass wir uns, um nicht daran zugrunde zu gehen, irgendwann gefragt haben: Was ist das Gute an all dem Schlimmen? Was hat der Junge uns mitgegeben, das unser Leben reicher und tiefer macht?“ Ein erstaunlicher Rat und ein mutiges Gegenrezept zum Abwarten. Bemerkenswert daran ist, dass alle großen Denker auch schon so dachten; hier eine kleine Auswahl:

„Es sind nicht die Dinge,
die uns Angst bereiten,
sondern unsere Gedanken
über die Dinge.“ Epiktet

„Nicht was wir erleben, sondern wie wir empfinden, macht unser Schicksal aus.“ Marie von Ebner-Eschenbach

„Der Mensch findet zuletzt in den Dingen nichts wieder, als was er selbst in sie hineingesteckt hat."
Friedrich Nietzsche

Nena folgte Nietzsche. Sie steckte irgendwann nicht mehr unbewusst den Gedanken „Wie schrecklich" in die Tragödie, sondern ganz bewusst den Gedanken an das bleibende Vermächtnis ihres Sohnes – und von da an verlor der Schrecken seinen Schrecken: ein im Sinne des Wortes weltbewegendes Rezept.

DAS NENA-REZEPT: WIE WIR DIE WELT ERSCHAFFEN

Was Nena, von Ebner-Eschenbach, Epiktet und Nietzsche praktizierten, ist ein Rezept, dessen schöpferische Kraft nahezu grenzenlos ist:

> ***„Die Wirklichkeit wird nicht von uns entdeckt – sie wird von uns erschaffen."***
> *Antoine de Saint-Exupéry*

Thea und Helmut sind ein gutes Beispiel dafür. Beide sind meist schon zehn Minuten vor Beginn der Yogastunde da und turnen sich warm. Recht oft entwickelt sich folgender Dialog:
Helmut: „Dieses Asana kann ich noch nicht wirklich."
Thea: „Ich auch nicht. Das geht irgendwie nicht!"
Helmut: „Stimmt, das geht so nicht."

Haben Sie den Nena-Effekt bemerkt? Helmut und Thea sagen fast dasselbe – aber eben nur fast. Ein einziges Wort macht den Unterschied: „so". Beide erleben exakt dieselbe Situation. Doch

Theas Sichtweise „Das geht nicht!" macht sie mutlos und unfroh: Sie hält sich selbst für zu unbeweglich, zu grobmotorisch für das Asana oder Yoga für „zu blöd". Helmuts Sichtweise „Das geht so nicht" dagegen motiviert ihn zur Suche nach anderen Lösungen und entlastet ihn: Wenn es so nicht geht, muss es irgendwie anders gehen – also probiert er es anders oder fragt die Trainerin. Auf keinen Fall schließt er daraus, dass er zu unbeweglich oder Yoga zu blöd sei. Theas Sichtweise der Dinge verurteilt sie zu Passivität, perspektivbedingter Hilflosigkeit und chronischer Erfolglosigkeit. Helmuts Sichtweise motiviert ihn zum Handeln, zur Suche nach alternativen Lösungen, optimiert damit seine Erfolgswahrscheinlichkeit und baut sein Selbstbewusstsein auf. Kleiner Unterschied, große Wirkung.

> „Das Leiden ist, von der einen Seite betrachtet, ein Unglück und, von der anderen betrachtet, eine Schule."
> Samuel Smiles

Wenn wir mit Theas Perspektive auf die Welt und die Umstände blicken, machen wir uns selbst unglücklich, ohne es zu wollen oder zu durchschauen. Wir machen praktisch den Regen selber, von dem wir uns dann vom Tanzen abhalten lassen. Wenn wir dagegen wie Helmut willens und in der Lage sind, zu allem, was wir tun und uns widerfährt, eine bewusste, angemessene und konstruktive Sichtweise zu wählen, dann „passiert" uns die Welt nicht. Wir erschaffen sie. Nicht durch unsere Gedanken, wie manche Ratgeber meinen, sondern exakter: durch unsere Sichtweise, unsere Perspektive auf die Dinge. Ein mächtiges Wirkprinzip, das die

Schule des Konstruktivismus begründet und die letzte menschliche Freiheit, wie Frankl sie nannte:

„Wir Überlebenden der Konzentrationslager erinnern uns an die Männer, die durch die Baracken gingen, andere trösteten und ihr letztes Stück Brot verschenkten. Es mögen wenige gewesen sein, aber sie sind ein hinreichender Beweis dafür, dass man einem Menschen alles nehmen kann, bis auf eine Sache: Die letzte Freiheit des Menschen, seine Haltung in jeder Situation selbst zu wählen."
Viktor Frankl

Die entscheidenden Worte lauten: „seine Haltung (...) selbst zu wählen". Tun Sie das? Wählen Sie Ihre Perspektive aktiv, bewusst und weise? Nein. Natürlich nicht. Noch nicht. Warum noch nicht? Weil Ihnen dafür die Übung fehlt. Hier kommt sie.

HERRLICH FREI MIT USTRASANA

Ustrasana, „das Kamel", ist aus zwei Gründen eine wunderbare Übung: Sie können daran den entscheidenden Perspektivwechsel üben und Sie kommen dabei in den Genuss eines zusätzlichen Bonus.

Beobachten Sie sich doch einmal, wenn Sie lange Zeit vor dem PC saßen und die Arbeit endlich erfolgreich beendet ist: Was machen viele Menschen ganz automatisch? Sie richten sich auf, strecken die Arme zur Seite, ziehen sie nach hinten, gähnen nach Herzenslust und recken den Kopf nach oben. Machen Sie doch mal! Jetzt bitte. Warum fühlt sich das so gut an? Weil es Sie entspannt, geradezu befreit. Warum tut es das? Nie gefragt?

*„Wenn wir eine Situation nicht ändern können,
müssen wir uns selbst ändern."*
Viktor Frankl

*„Wenn du etwas nicht magst, dann ändere es.
Wenn du etwas nicht ändern kannst,
dann verändere deine Einstellung."*
Maya Angelou

Wenn Sie bei Ustrasana oder bei jedem informellen Recken, Strecken und Gähnen einmal darauf achten, werden Sie feststellen, dass alle diese Bewegungen Gefühle freisetzen. Ein guter Yogatrainer wird Ihnen sagen, dass jede Übung, bei der die Brustmuskeln gedehnt werden, das Herz „öffnet", das heißt, Gefühle freisetzt. Deshalb recken und strecken sich die meisten Menschen auch ganz automatisch; das tun sie so reflexhaft wie Gähnen. Aus diesem Grund turnen kleine Kinder auch so gerne die Brücke. Sie schaffen keine Brücke mehr in Ihrem Alter?

Genau dafür gibt es Ustrasana - oder Sitzbälle. Suchen Sie sich einen mit der richtigen Größe, legen Sie sich mit dem Rücken darauf, aber bitte so, dass Ihr Kopf nicht tiefer liegt als Ihr Gesäß (sonst steigt Ihnen das Blut zu Kopfe), strecken Sie die Arme rechts und links vom Körper weg nach außen, drehen Sie die Handflächen zur Decke, Ihr Kopf ruht auf dem Ball, lassen Sie sich ganz entspannt hängen – und spüren Sie alles, was es zu spüren gibt (siehe Kapitel 1), lassen Sie den Atem ruhig fließen (siehe Kapitel 2), lassen Sie alles Belastende los (siehe Kapitel 3) und wenn Sie denken: „Oh Gott, ist mein Rücken steif, ich liege wie ein Brett auf dem Ball!“, sagen Sie sich liebevoll (siehe Kapitel 4): „Das kommt schon noch, Geduld, lass dich ganz sachte über den Ball sinken.“

YOGA-ÜBUNG

NEHMEN SIE ÖFTER AM TAG DIE ARME GESTRECKT ZUR SEITE, DEHNEN SIE DIE BRUSTMUSKELN, ATMEN SIE TIEF EIN UND WIEDER AUS, ÖFFNEN SIE IHR HERZ UND FÜHLEN SIE SICH FREI DABEI!

Wie gesagt: Das ist der Bonus-Nutzen von Ustrasana und allen anderen Bewegungen, die das Herz öffnen: Sie fühlen sich frei(er) – was genau betrachtet schon ein kleiner Sichtwechsel ist: Sie blicken allein dadurch schon entspannter, freier, selbstbewusster auf die Welt. Das nennt die Wissenschaft Perspektivwechsel durch Postural Setting: Ihre Körperhaltung determiniert auch Ihre Sichtweise. Diese Wirkung können Sie steigern, indem Sie das ganz bewusst machen.

SO VERÄNDERN SIE IHRE WELT

Was passiert normalerweise bei Ustrasana? Wenn Sie das Buch neben sich auf den Boden legen und in die Rückbeuge gehen, werden Sie es sofort spüren: Es gibt Druck. Nämlich auf die Lendenwirbelsäule. Ein dumpfer Druck direkt oberhalb der Nieren und sofort denkt man unwillkürlich: „Ich komme mit dem Oberkörper nicht weit genug nach hinten! Dieser dumpfe Druck hindert mich daran!“ Das ist die Story unseres Lebens: Immer hält uns etwas auf. Wenn wir „Disziplin“ zeigen und „eisernen Willen“ und wie die Fliege gegen die Fensterscheibe immer und immer wieder gegen diesen Widerstand angehen, handeln wir uns ein sehr beschäftigtes und frustrierendes Leben ein. So viel Druck, so viel Krampf und so wenig Leben! Leben? Nein, es ist nicht das Leben. Es ist die falsche Perspektive.

YOGA-GEHEIMNIS

ES GEHT NICHT (SCHNELL, EINFACH, LEICHT) GENUG VORAN BEI EINER AUFGABE ODER IN IHREM LEBEN? VERDOPPELN SIE NICHT IHRE ANSTRENGUNGEN! WECHSELN SIE LIEBER DIE PERSPEKTIVE (SICH DOPPELT ANSTRENGEN KÖNNEN SIE DANACH IMMER NOCH).

Das lehrt uns Ustrasana. Man kann wirklich stundenlang am Tag, tage- und jahrelang gegen diesen Druck oberhalb der Gürtellinie angehen, ohne jemals große Fortschritte dabei zu erzielen – und ohne sich gut dabei zu fühlen. Das ändert sich schlagartig, wenn Sie die Perspektive wechseln. Denken Sie nicht länger „Ich komme nicht weit genug nach hinten!“ Wechseln Sie den Blickwinkel und sagen Sie sich selbst: „Becken schräg nach vorne unten schieben – Brustbein nach oben zur Decke!“ Diese simple Anweisung löst bei fast allen Übenden ein spontanes Aha-Erlebnis aus (die anderen brauchen ein paar zusätzliche Versuche): Alles wird plötzlich weiter, freier und einfacher – und der Druck auf die Lendenwirbelsäule lässt nach! Oh Wunder?

Kein Wunder. Oder doch: Das Wunder des Perspektivwechsels. Denken Sie mal: Sie haben nichts verändert, die Welt ist immer noch dieselbe, Ihr Körper ist noch derselbe – aber allein durch Ihre veränderte Perspektive haben Sie diese Welt und diesen Körper verändert. Und zwar drastisch. Was eben noch blockiert war, ist jetzt frei. Und nicht die Welt hat sich geändert, sondern „nur“ Ihre Gedanken.

„Progress is impossible without change, and those who cannot change their minds cannot change anything.“ George Bernard Shaw

„Die Grenzen meiner Sprache bedeuten die Grenzen meiner Welt.“

Wittgenstein

Gedanken, Einstellungen, Sprache beschreiben nicht (nur) die Welt. Sprache erschafft die Welt. Erschaffen Sie Ihre Welt, indem Sie lernen, Ihre Perspektive bewusst zu wechseln. Kommen Sie deshalb tatsächlich bei der Rückbeuge weiter nach hinten?

Entschuldigung, siehe Kapitel 3: Wen interessiert das denn? Lassen Sie solche vergleichenden Gedanken los. Darauf kommt es nicht an. Es kommt auf den Perspektivwechsel an und darauf, dass dank des Perspektivwechsels der Druck, das Hindernis, die Blockade, der Frust weg ist, es vorwärts geht, sich ein befreites Gefühl einstellt und es Ihnen gut geht beim Yoga. Darauf kommt es an. Warum fällt uns das so schwer?

KAMPF IST KRAMPF

Wir stehen uns selbst im Wege. Wir wechseln nicht die Perspektive, wenn es eng wird. Was machen wir stattdessen?

Wir kämpfen. Bei Ustrasana schön zu beobachten: Wenn wir merken, dass wir bei der Rückbeuge „bloß so wenig" nach hinten kommen und der Druck sich im Kreuz aufbaut, machen wir Gegendruck! Wir verrennen uns in den Widerstand; ein klassisches Dilemma: „An irresistible force meets an immovable object", wie Raymond Chandler das nannte:

YOGA-GEHEIMNIS

DAS LEBEN IST SO SCHWER, WIE WIR ES UNS MACHEN.

Nichts gegen sportlichen Kampf! Es gibt Dinge, für die es sich zu kämpfen lohnt. Leider gibt es auch Dinge, bei denen Kampf zu nichts führt. Zum Beispiel Ustrasana, jedes wirklich komplexe Problem und der ganze Rest vom Leben. „Kämpfen" Sie doch mal, wenn Sie Krach mit dem Partner haben. Bei manchen endet das im Zweifelsfall damit, dass sie nachts um zwei an der Tankstelle auf einen Kaffee landen, um sich abzukühlen. Kampf ist Krampf. Nicht immer, aber ganz oft, zum Beispiel in Beziehungen und bei Ustrasana: Kämpfen bringt da nichts. Kampf ist wirklich das Unsinnigste, was Sie tun können, wenn Sie auf ein übermächtiges oder komplexes Hindernis treffen. Warum funktioniert Kampf da nicht?

Fragen wir Martine. Sie wurde vor zwei Tagen von ihrem Partner verlassen. Sie tobt: „Dieser Idiot! Wie kann er mir das antun!

Ich hasse ihn! Das darf doch alles gar nicht wahr sein!" Insbesondere der letzte Satz ist symptomatisch:

YOGA-GEHEIMNIS

WAS WIR BEKÄMPFEN, DAS SPÜREN UND AKZEPTIEREN WIR NICHT WIRKLICH – GENAU DESHALB BEKÄMPFEN WIR ES: WEIL WIR ES NICHT SPÜREN UND AKZEPTIEREN WOLLEN.

Das ist eine verständliche, menschliche und spontane Regung. Leider hat sie einen entscheidenden Nachteil. Im Gegensatz zur Außenwelt gilt in der Innenwelt:

YOGA-GEHEIMNIS

WIR KÖNNEN NUR ÄNDERN, WAS WIR ANNEHMEN.

Solange Martine ihr Beziehungsende unter der Perspektive betrachtet „Das darf doch alles gar nicht wahr sein!", so lange wird sie leiden, weil sie ihrem Leiden die Akzeptanz verweigert. Nicht ihr Ex schafft dieses Leiden, sondern Martine selbst, indem sie sich weigert, ihr eigenes Leiden anzunehmen. Sie weigert sich, ihre Trauer zu spüren, wie sich der Yogaübende weigert, die Blockade bei Ustrasana zu spüren – und beide verrennen sich nur noch stärker darin:

YOGA-GEHEIMNIS

WER GEDANKEN, GEFÜHLE ODER „SCHWÄCHEN" BEKÄMPFT, BINDET SICH AN DAS, WAS ER BEKÄMPFT.

ANNEHMEN STATT KÄMPFEN

Irgendwann merkt auch Martine, dass ihre Tob- und Heulkrämpfe ihr weder den Partner noch die Seelenruhe zurückbringen. Sie ist müde. Sie hört auf damit. Sie sagt sich: „Ich bin allein. Er hat mich verlassen. Ich bin am Boden zerstört. Ich kann seit einer Woche nichts mehr essen. Das ist die Realität." Spüren Sie die Traurigkeit, aber auch die innere Befreiung, die nicht nur Martine dabei überkommt? Das ist so, wie wenn sie bei Ustrasana sagt: „Hier ist Schluss, weiter komme ich heute nicht!" Der Kampf endet da, wo die Akzeptanz beginnt.

YOGA-GEHEIMNIS

MANCHMAL KÖNNEN WIR SPONTAN UND PROBLEMLOS IN EINE NEUE PERSPEKTIVE „SPRINGEN". WENN ES UNS NICHT GELINGT, LIEGT ES MEIST AN MANGELNDER AKZEPTANZ DER REALITÄT.

Deshalb haben wir das in Kapitel 1 so ausführlich geübt: Spüren heißt annehmen. Natürlich tut das erst einmal weh!

YOGA-GEHEIMNIS

LEID ZU BEKÄMPFEN SCHMERZT ZWAR LEDIGLICH MODERAT, ABER ÜBER EINEN LANGEN ZEITRAUM HINWEG GILT: ES HÄLT AUF! NICHTS ÄNDERT SICH! LEID ZU SPÜREN UND ZU AKZEPTIEREN, TUT SEHR VIEL STÄRKER WEH – JEDOCH VERGLEICHSWEISE KURZ. DANACH GEHT ES GARANTIERT AUFWÄRTS.

Was heißt „kurz“? Es gibt Therapie-Schulen, die empirisch an Tausenden Probanden festgestellt haben: Wenn man wirklich „in den Schmerz hineingeht“, tatsächlich das annimmt, was einen seelisch schmerzt, ist die Sache in längstens 20 Minuten ausgestanden. Vergleichen Sie das mal mit den Monaten und Jahren, in denen sich Menschen mit Liebes- und anderem Kummer quälen.

Natürlich lernen wir weder im Elternhaus noch in der Schule die Akzeptanz des Unvermeidlichen. Wie schön, dass wir es wenigstens beim Yoga lernen. Martine hat es gelernt. Deshalb ist sie drei Wochen nach ihrer Trennung wieder ganz die alte: „Früher hätte mich das Monate verfolgt!“

„Die größte Entdeckung meiner Generation ist, dass ein Mensch sein Leben ändern kann, indem er seine geistige Einstellung ändert.“
William James

„Betrachte einmal die Dinge von einer anderen Seite als du sie bisher sahst, denn das heißt ein neues Leben beginnen.“
Marc Aurel

Wenn das so einfach ist, warum machen wir das dann so selten?

AKZEPTANZ ÜBEN

Ein Problem mit der Akzeptanz ist, dass die meisten Menschen sie mit Resignation verwechseln. Das ist ein Irrtum:

YOGA-GEHEIMNIS

ETWAS SO ANZUNEHMEN, WIE ES IST, BEDEUTET NICHT, ES SO ZU LASSEN! IM GEGENTEIL: NUR WAS MAN ANNIMMT, KANN MAN ÄNDERN.

Leider gehen wir praktisch akzeptanzfrei durchs Leben. Wie oft regen Sie sich an einem ganz normalen Tag über Dinge, Pannen und Menschen auf? Führen Sie doch mal eine Strichliste. Wir stehen im Stau und trommeln mit den Fingern auf das Lenkrad? Strich. Das Kind bringt eine Fünf in Mathe heim und wir regen uns auf? Strich. Wir echauffieren uns bei der Arbeit über einen Kollegen? Strich. Wir pflegen geradezu die Anti-Akzeptanz. Kein Wunder, dass wir dann auch die Dinge nicht annehmen können, die wir annehmen sollten und wollen. Machen Sie doch mal eine sinnvolle Übung daraus.

Die Kinder lärmen seit einer Stunde in Nachbars Garten? Schimpfen Sie nicht wie sonst üblich. Sagen Sie sich: „Die Kinder lärmen. Das ist Tatsache. Ich ärgere mich darüber. Noch eine Tatsache. Ich möchte nicht rübergehen und den Nachbarn bitten, seine Kinder zu beruhigen. Auch das ist Tatsache.“ Merken Sie es? Schon während dieser Trockenübung spüren wir die beruhigende Wirkung der kategorischen Annahme aller Dinge oder wie Ann Weiser Cornell und Barbara McGavin (beides Focusing-Therapeutinnen) es nennen: „The Radical Acceptance of Everything". Egal, was es ist – wenn es ist, akzeptiere ich es (um das Beste daraus zu machen).

YOGA-GEHEIMNIS

DIE THEORIE SAGT: „MAN KANN NUR ÄNDERN, WAS MAN ANNIMMT." DOCH IN DER PRAXIS IST ES SO: WIR ÄNDERN BEREITS, INDEM WIR ETWAS ANNEHMEN – NÄMLICH UNS.

Ihre beste Freundin riet Martine schon am ersten Tag nach ihrer Trennung: „Vergiss den Idioten! Du hast Besseres verdient!"

„Eine verlorene Liebe ist auch eine gewonnene Freiheit."

Léa Linster

„Inmitten der Schwierigkeiten liegt die Möglichkeit."

Albert Einstein

„Unser größter Ruhm ist nicht, niemals zu fallen, sondern jedes Mal wieder aufzustehen."

Ralph Waldo Emerson

Doch genau diesen Perspektivwechsel schaffte Martine damals noch nicht, weil sie ihre Situation noch nicht annehmen wollte.

AKZEPTANZ IST VORAUSSETZUNG FÜR PERSPEKTIVWECHSEL.

YOGA-GEHEIMNIS

Inzwischen hat Martine akzeptiert, dass sie „einsam und verlassen“ ist – und sofort drängt sich ihr der gewünschte Sichtwechsel auf: „Aber das stimmt doch gar nicht. Ich bin nicht einsam, ich hab endlich mal wieder mehr Zeit für mich! Das hört sich doch gleich besser an!“ Machen Sie eine Übung daraus!

YOGA-ÜBUNG

BETRACHTEN SIE IM ALLTAG KLEINIGKEITEN, DIE SIE ÄRGERN ODER FRUSTRIEREN. ÜBEN SIE, SIE ANZUNEHMEN, WIE SIE NUN MAL SIND. DANN WECHSELN SIE DIE PERSPEKTIVE!

Üben Sie das vor allem dann, wenn es noch gar nicht „nötig“ ist. Denn nur wer an trivialen Dingen übt, meistert auch die herausfordernden Aufgaben.

DIE KUNST DES PERSPEKTIVWECHSELS

Machen Sie eine Übung daraus, zu allerlei Geschehnissen des Alltags neue Sichtweisen zu finden. Thea kann das inzwischen. Sie sagt: „Früher dachte ich bei Ustrasana: ‚Ich bin so schlecht! Ich komme einfach nicht weiter nach hinten!‘ Heute denke ich: Ich komme noch nicht weiter. Und wenn es nicht mehr weitergeht, lasse ich mir von der Trainerin einen Tipp geben. Ich kann aber auch einfach nur meine persönliche Grenze spüren, sie annehmen und tief reinatmen.“ Haben Sie mitgezählt? Das sind drei neue Perspektiven.

YOGA-GEHEIMNIS
EINEN GEÜBTEN PERSPEKTIVWECHSLER ERKENNEN SIE DARAN, DASS ER SICH FÜR JEDE SITUATION AUF ANHIEB EIN HALBES DUTZEND ALTERNATIVER PERSPEKTIVEN AUSDENKEN KANN (UND WILL).

Berühmte Standard-Perspektivwechsel sind zum Beispiel:

- „Das ist kein Problem, das ist eine Aufgabe!“
- „Wir haben keinen Fehler gemacht! Wir haben entdeckt, wie es nicht geht!“
- „Das ist keine Bedrohung, das ist eine Herausforderung!“
- „Wir streiten uns nicht. Wir kommunizieren intensiv.“
- „Früher habe ich mich über unhöfliche Menschen geärgert, heute amüsieren sie mich.“
- „Er ist kein cholerischer Chef, sondern ein Mensch mit Kindheitstrauma.“
- „Ich bin nicht unbeweglich. Ich bin diese Woche schon ein ganz klein wenig beweglicher als letzte Woche.“

Welche Standards fallen Ihnen ein?

> „Geisteskrankheit ist, wenn man das Gleiche immer und immer wieder tut und andere Resultate erwartet.“ ALBERT EINSTEIN

„Tu, was du kannst, mit dem, was du hast, direkt da, wo du bist." Theodore Roosevelt

Was machen Sie übrigens gerade? Lesen? Kommen Sie, das ist eine banale Perspektive! Wie wäre es mit: Sie ändern Ihr Leben! Sie wachsen als Person! Sie lernen radikale Akzeptanz! Drei alternative Perspektiven. Was fällt Ihnen noch ein?

„Manchmal denke ich noch vor dem Frühstück an sechs unmögliche Dinge!" Lewis Carroll

Oder wie ein amerikanischer Yogi sagte: „Reframe as if your life depended on it – because it does." Im Amerikanischen heißt Perspektivwechsel „Reframing".

Nichts, was Sie reframen (können und wollen), wird Sie in Stress versetzen. Der Chef brüllt Sie an? Nein, er kompensiert gerade lediglich eine private Frustration. Meine Firma macht dicht? Belastend – aber ich dachte schon lange darüber nach, etwas anderes zu machen! Ich kriege meinen Traumjob nicht? Super, dann habe ich die Chance, einen noch viel besseren zu finden! So ein Perspektivwechsel kann den täglichen Frust nicht beseitigen? Natürlich nicht!

Wenn Martine nach vier Jahren Beziehung verlassen wird, dann verfliegt ihre Trauer nicht bloß deshalb, weil sie sich ein einziges Mal sagt „Ich hab was Besseres verdient!" – aber allein durch diesen Gedanken mildert sich die Trauer. Und je öfter sie diese neue Perspektive wiederholt und je öfter sie diese neue Perspektive zum Handeln verführt, desto schneller kommt sie aus dem Frustloch raus. Der Perspektivwechsel ist nicht das Ende, sondern der Beginn der Besserung.

YOGA-GEHEIMNIS

EINE PERSPEKTIVE ERSETZT TATSACHEN NICHT – SIE SCHAFFT SIE.

Wenn ich nicht weiß, ob mir etwas gelingt oder nicht, kann ich grob gesagt drei Perspektiven wählen. Die pessimistische: „Ich schaff das nicht!" Die faktische: „Ich weiß nicht, ob ich das schaffe." Oder die liebevolle (siehe Kapitel 4): „Ich gebe mein Bestes! Das bin ich mir selbst wert!" Damit haben Sie so Ihre Probleme? Danke für den Einwand.

PERSPEKTIV-STABILITÄT

Den meisten Menschen fällt es schwer, unter Stress eine konstruktive Perspektive zu wählen. Viele sagen: „Aber das ist doch total unrealistisch!" Oder: „Ich bin doch nicht blauäugig!" Damit hat es nichts zu tun.

YOGA-GEHEIMNIS

EINE NEUE PERSPEKTIVE FÜHLT SICH OFT KOMISCH AN. ABER NICHT, WEIL SIE „KOMISCH" WÄRE, SONDERN WEIL SIE SCHLICHT UNGEWOHNT IST.

Das heißt: Gewöhnen Sie sich erst mal an Ihre neue Perspektive!

In Notfall-Coachings kann man das schön beobachten. Viele Panik-Kandidaten sagen sich vor Prüfungen alle fünf Sekunden: „Das schaffe ich wieder nicht!“ Dann lässt der Coach den Coachee eine neue Perspektive aufstellen, zum Beispiel: „Ich bin gut vorbereitet, ich habe an über hundert Aufgaben geübt!“ Beim ersten Mal glaubt das kein Panik-Patient! Deshalb lässt der Coach den Coachee diese Perspektive einige Male laut wiederholen – und sie wird für ihn mit jeder Wiederholung glaubhafter. Man kann von außen förmlich sehen, wie sich das Gefühl des Coachees dafür verändert. Durch bloße Wiederholung! Das heißt:

YOGA-GEHEIMNIS

NEUE PERSPEKTIVEN BITTE REGELMÄSSIG „TRAINIEREN“!

Ein idealer Ort dafür ist die Yogamatte: Bei jedem Asana werden Sie genügend Gelegenheit haben, von der üblichen „Kann ich nicht! Geht nicht!“-Perspektive auf eine andere, konstruktive zu wechseln, zum Beispiel

- ★ **„Kann ich noch nicht – aber bald.“**
- ★ **„Kann ich noch nicht – aber geht von Mal zu Mal besser.“**
- ★ **„Weg mit dem Leistungsdruck, jetzt ist Zeit für mich.“**

Je öfter Sie das auf der Matte üben, desto eher gelingt Ihnen der Wechsel auch im wirklichen Leben. Und dann? Dann kommen regelmäßig die Zweifel der Art: „Ich weiß, dass ich eine andere Perspektive gewählt habe – aber jetzt bin ich mir nicht mehr so ganz sicher!“ Rechnen Sie damit! Dann werden Sie Zweifel nicht so schnell von Ihrer neuen Perspektive abbringen. Was Ihnen ebenfalls dabei hilft, stabil und treu zu Ihrer neuen Perspektive zu stehen, sind Grundtugenden wie

- ★ die gute alte Beharrlichkeit: „Ich habe mich für diese Perspektive entschieden und lasse mich nicht irritieren!"
- ★ Nutzenbewusstsein: „Bleib dabei, es tut dir gut!"
- ★ die oft gescholtene, aber hier ideale Disziplin und Ausdauer: „Beim Joggen gebe ich auch nicht nach 100 Metern auf!"
- ★ der Sinn für den eigenen Wert (siehe Kapitel 4): „Das bin ich mir wert." Oder: „Das hab ich mir verdient!"
- ★ der oft unangebrachte, hier aber motivierende Vergleich: „Andere schaffen es! Also packe ich es auch!"
- ★ Zielorientierung: „Denk doch mal daran, was es dir am Ende bringt!"
- ★ biblische Dimensionen: „Lass dich doch nicht in Versuchung führen!"
- ★ die KISS-Formulierung: Je kürzer und einfacher eine neue Perspektive formuliert ist, desto stabiler ist sie.

„Jedes Hindernis hat auch sein Gutes."
Griechisches Sprichwort

„Die Dinge haben immer nur den Wert,
den man ihnen verleiht."
Jean-Baptiste Molière

„Alles ist gut. Alles."
Fjodor M. Dostojewski

„Ärgere dich nicht, dass der Rosenstrauch Dornen trägt.
Freue dich, dass der Dornenstrauch Rosen trägt."
Arabisches Sprichwort

„Am Ende wird alles gut – wenn es nicht gut wird,
ist es noch nicht das Ende."
Oscar Wilde

Immer noch Probleme mit der Perspektiv-Stabilität? Dann ein letzter Tipp:

YOGA-GEHEIMNIS

WENN SIE EIN INNERER WIDERSTAND VON EINEM PERSPEKTIVWECHSEL ABHÄLT, UNTERZIEHEN SIE AUCH DIESEN WIDERSTAND EINEM PERSPEKTIVWECHSEL!

Wenn man glücklich sein möchte, muss man aber ganz schön viel denken? Das scheint nur am Anfang so. Am Anfang erscheint auch jede neue Sportart und jedes neue Hobby als ziemlich komplex, ja schwierig. Wer jemals eine neue Sportart begann, weiß jedoch: Das scheint nur so. Das kommt alles mit der Übung. Diese Übung ist nötig. Für Bauch, Beine, Po machen wir schließlich auch jede Menge – den Kopf dagegen vernachlässigen wir oft sträflich. Mentalhygiene? Fehlanzeige. Unser Kopf ist oft voller Gedankenmüll. Heute ist Müllabfuhr!

Bringen Sie den alten Perspektiv-Müll raus und wählen Sie eine brandneue, funkelnde und blitzende Einstellung! Es gibt nichts, das Sie mit einem Perspektivwechsel nicht in die richtige Richtung lenken könnten. Wer die hohe Kunst des Perspektivwechsels beherrscht, meistert das Leben mit all seinen Fährnissen und Chancen. Das wünsche ich Ihnen!

DIE SCHRITTE	DIE WIRKUNG	DIE MITTEL
1. Schritt: Spüren!	Glücklich, erfolgreich und zufrieden.	Alles spüren, wahrnehmen, begrüßen, was da ist.
2. Schritt: Atmen!	Gelassen, zentriert, voller Kraft – auch im dicksten Stress.	Bewusstes Atmen, Atempause, Feueratem.
3. Schritt: Loslassen!	Innerlich frei, zwanglos, authentisch und voller Energie.	Keine Vergleiche und Bewertungen! Anspannung spüren, tief ausatmen, Muskeln entspannen, Antreiber loslassen!
4. Schritt: Sei gut zu dir!	Erfüllung der tiefsten Wünsche, starkes Selbstwertgefühl, Unabhängigkeit von äußerer Anerkennung und Erfolgen.	Sei freundlich zu dir, insbesondere zu deinen „Schwächen". Respektiere deine Grenzen.
5. Schritt: Perspektivwechsel!	Leichter, schneller, einfacher voran!	Erkenne unbewusste Sichtweisen und probiere bewusst andere aus!

„Seit es Menschen gibt, hat der Mensch sich zu wenig gefreut: Das allein, meine Brüder, ist unsere Erbsünde."

Friedrich Nietzsche

„Sich freuen können, das wird einem nicht so einfach hingeschmissen. Es ist viel leichter, sich zu beschweren und alles runterzumachen."

Uschi Obermaier

6

Der sechste Schritt: Freu dich!

YOGA MACHT FREUDE

Schauen Sie sich mal diese Übung an: Astavakrasana (die Acht-Winkel-Pose). Diese Übung verlangte unsere Trainerin unlängst bei einer Weiterbildung von uns. Alle Teilnehmerinnen und Teilnehmer waren Yogalehrerinnen und -lehrer. Und was machten wir Lehrer alle auf die Bitte der Trainerin hin? Richtig: stöhnen.

„Das pack ich nicht!", „Och nee, bitte nicht diese Übung!" Das ist typisch. Egal ob Anfänger oder Profi, ob Paschimottanasana (Vorbeuge im Sitzen) oder eben Astavakrasana – es wird gejammert im Kurs und auf der Matte. Viele machen Yoga-Übungen, die ihnen überhaupt nicht guttun, aber: „Man muss sich auch quälen können! Wir sind doch hier nicht zum Spaß!" Entschuldigung: Wozu dann?

Echte Yogis und Yoginis sagen, wenn man sie fragt: „Natürlich macht mir Yoga Freude! Warum sollte ich es denn sonst machen?" Wenn ein solcher Yogi mit „schweren" Übungen wie Astavakrasana konfrontiert wird, stöhnt er nicht, sondern geht mit Freude dran. Warum? Weil ihm diese schwere Übung so viel Freude macht? Nein, nicht die Übung freut ihn, sondern er freut sich. Über die Übung. Bei der Übung. Über sich, über das Leben – das ist Yoga. Das sagen schon die alten Schriften.

WARUM WIRD BEIM YOGA SO VIEL GESTÖHNT?

Patanjali beschreibt in den alten Sutren, wie man Asanas üben soll, nämlich „sthira" und „sukha": kraftvoll und glücklich. Glücklich? Irgendwie scheint diese zentrale Anweisung über die Jahrhunderte und vor allem im Westen vergessen worden zu sein. Manche übersetzen die Stelle auch mit „fest“ und „angenehm“, „stabil“ und „bequem“ oder auch mit „Kraft“ und „Gelassenheit“. Andere Übersetzungen, selbes Problem: Wer stöhnt, ist nicht gelassen, sondern gestresst. Es beschleicht uns der Verdacht:

YOGA-GEHEIMNIS

DER MODERNE MENSCH IST LIEBER GESTRESST ALS FROH.

Warum? Die Erklärung ist einfach. Wer stöhnt, ist gestresst und wer gestresst ist, wirkt wichtig oder bekommt Mitleid – in beiden Fällen also Aufmerksamkeit. Dagegen ist nichts einzuwenden. Man kann auch ins Yoga gehen und seinen Stress zur Schau stellen, um Aufmerksamkeit, Streicheleinheiten, Mitleid oder Anerkennung zu bekommen. Der Mensch lebt nicht vom Brot allein und wir nehmen alle, was wir kriegen können. Aber wir bezahlen einen hohen Preis dafür:

YOGA-GEHEIMNIS

STÖHNEN BRINGT KURZFRISTIG DAS KLEINE GLÜCK DER AUFMERKSAMKEIT VON AUSSEN UND (ZER)STÖRT DAFÜR DAS GROSSE INNERE GLÜCK DES AUGENBLICKS.

Wer es dank Stöhnerei nicht schafft, beim Yoga Freude zu empfinden, tut sich auch bei den meisten anderen „ernsthaften“ Aktivitäten des übrigen Lebens (Beziehung, Familie, Job, Business ...) schwer damit und muss dieses Lustdefizit dann mit Konsum,

Süchten, Ablenkung oder Medien-Berieselung abseits des „eigentlichen" Lebens kompensieren – was nie funktioniert, wie wir alle wissen. Selbst die neuen exquisiten Schuhe für 400 Euro bringen nach dem dritten Tragen nicht mehr die große Freude wie beim Kauf und sie machen auf keinen Fall einen unerträglichen Arbeitsplatz erträglicher: Kompensationsversagen; das Motto unseres Lebens. Dann: Mehr! Mehr Kompensationskonsum. Immer mehr bei immer weniger Freude pro Mehr: abnehmender Grenznutzen. Weil wir am falschen Ort suchen.

YOGA-GEHEIMNIS

DAS ECHTE GLÜCK RUHT IN DER LUST DES AUGENBLICKS.

Entweder wir finden das große Glück im kleinen Augenblick oder wir finden es nirgendwo (und suchen immer heftiger im Nirgendwo). Wenn ich mich beim Yoga, in der Familie oder im Job jedoch stresse, quäle und rumstöhne, dann zerstöre ich dieses Glück des Augenblicks. Wer stöhnt, ist nicht im Augenblick. Wer stöhnt, lehnt ihn ab (vergleiche Kapitel 6). Wer stöhnt, spürt die Fülle des Augenblicks nicht (vergleiche Kapitel 1), sondern nur noch jene Emotionen und Gedanken, die ihn/sie stöhnen lässt. Wer Glück ehrlich sucht, findet es nur im Augenblick. Wie? Sie ahnen die Antwort: mit etwas Übung. Welcher?

SPASS MIT DER KRÄHE

„Die Krähe" (Kakasana) schreckt erst mal ab. Huch, sieht das schwer aus! Stimmt: Das sieht schwer aus, ist es aber nicht. Aber im Grunde spielt das keine Rolle. Es kommt nicht darauf an, ob

Sie das können oder nicht. Es kommt auf das Yoga der Freude an. Wie gelingt Ihnen das?

YOGA-GEHEIMNIS
DAS INNERE YOGA-LÄCHELN IST DAS PERFEKTE AUTONOME GLÜCKSINSTRUMENT: ES IST VOLLKOMMEN UNABHÄNGIG VON ÄUSSEREN EINFLÜSSEN.

Das innere Lächeln ist weder vom Wetter noch von der Laune des Chefs abhängig. Wie mir ein Angestellter einmal verriet: „Ich kann innerlich lächeln, auch wenn es mal wieder drunter und drüber geht. Gerade dann! Dann brauche ich es am dringendsten und dann nützt es mir am meisten. Während die Kollegen klagen und jammern und sich nach Feierabend mit Alkohol betäuben müssen!"

YOGA-GEHEIMNIS
DAS INNERE LÄCHELN SCHENKT IHNEN DIE GRÖSSTE FREUDE VON ALLEN: DIE BEDINGUNGSLOSE FREUDE.

Übrigens: Was machen Sie gerade? Lesen, klar. Und? Atmen (siehe Kapitel 2)? Lächeln? Gut. Bitte wörtlich nehmen: Bedingungslose Lebensfreude ist jene Freude, die keine Bedingungen braucht wie: „Wenn ich einen festen Freund habe, bin ich glücklich!", „Ich freue mich über meine neuen Schuhe!" oder „Endlich schaffe ich die Vorbeuge so gut wie meine Freundin!" Das sind schöne Freuden – aber vergänglicher als eine Primel in der Gobi.

WENN GLÜCK AN BEDINGUNGEN GEBUNDEN IST, IST ES KEINES – UND DIE JAGD NACH MEHR BEGINNT: HAMSTERRAD.

YOGA-GEHEIMNIS

Genau deshalb haben die Inder Yoga „erfunden". Sie erkannten lange vor uns, dass Freude nur bedingungslos sein kann. Entweder man empfindet sie von innen heraus – und pfeift auf die Umstände! Oder man empfindet sie eben nicht – selbst wenn man 30 Millionen auf dem Konto hat.

YOGA-GEHEIMNIS

GLÜCK IST KEIN EREIGNIS ODER ERGEBNIS, SONDERN EINE GEISTIGE GRUNDHALTUNG DER ART: „EGAL, WO ICH GEH' UND STEH', WAS ICH TU' ODER IN DER RUH': ICH LÄCHLE STILL IN MICH HINEIN UND AUS MIR HINAUS!"

Genau diese Grundhaltung möchte uns Yoga schenken. Zum Beispiel mit der Krähe.

TURNST DU NOCH ODER LÄCHELST DU SCHON?

Rein in die Krähe: Gehen Sie in die Hocke, legen Sie das Buch vor sich auf den Boden (Seiten beschweren), öffnen Sie die Knie, setzen Sie Ihre Hände schulterbreit auf den Boden zwischen Ihre Knie und beugen Sie leicht die Arme. Legen Sie jetzt die Innenseiten Ihrer Oberschenkel an Ihre Oberarme direkt über den

Ellbogen. Verlagern Sie Ihr Gewicht Stück für Stück nach vorne auf die Hände bis diese immer stärker Ihr Körpergewicht tragen. Irgendwann heben Ihre Zehenspitzen vom Boden ab und Sie schweben quasi losgelöst – oder verlieren das Gleichgewicht. Suchen Sie immer wieder die Balance. Ganz schön anstrengend? Gewiss. Und jetzt fangen Sie von vorne an.

Nein, nicht bei der Hocke. Sondern? Beim inneren Lächeln. Denn jede Wette: Das haben Sie eben vergessen. Also das Wichtigste (neben Atmen und Spüren). Daher: Sie werden gleich in die Krähe gehen. Was fühlen Sie bei dem Gedanken? Erst mal nichts. Wo ist Ihr Lächeln abgeblieben? Für moderne Menschen ist dieser Teil der Übung schwerer als die eigentliche Übung oder Astavakrasana: die innere Freude finden. Eigentlich ist sie viel wichtiger als das Asana. Meinte wenigstens Patanjali. Ist Ihnen übrigens schon aufgefallen, dass Menschen, die von einem inneren Lächeln erfüllt sind, selten die Frage nach dem Sinn des Lebens stellen? Sie haben ihn gefunden. Das haben Sie noch nicht? Dann helfen wir Ihrer inneren Freude auf die Sprünge.

> **„Fröhliche Menschen sind nicht bloß glückliche, sondern in der Regel auch gute Menschen."**
> **Karl Julius Weber**

Stellen Sie sich ein knuddeliges süßes Baby vor. Oder den 5:1-Sieg Ihrer Lieblingsmannschaft im Spitzen-Derby. Oder ein gelungenes Date, eine neue Liebe, ... Spüren Sie? Das ist Freude. Zwar ausgelöst von äußeren Anlässen. Doch die Freude, die Sie dabei empfinden, wird von Baby, Derby oder Date lediglich ausgelöst, nicht verursacht. Dieses Gefühl für Freude war immer schon da, noch vor Baby, Derby, Date. Es gehört zur Grundausstattung des Menschen (aus evolutorischen Gründen: eine chronisch depressive Menschheit hätte sich kaum so weit entwickelt). Die Aufgabe Ihres Lebens lautet: Empfinden Sie dieses noch an bestimmte Anlässe gebundene Gefühl auch ohne diese Anlässe. Indem Sie sich daran erinnern (emotionaler Anker) und es wach halten. Das ist dann die von äußeren Anlässen losgelöste, unbedingte Freude, die bedingungslose Lebenslust.

„Wer viel Freude hat, muss ein guter Mensch sein – aber vielleicht ist er nicht der klügste, obwohl er gerade das erreicht, was der Klügste mit all seiner Klugheit erstrebt."
Friedrich Nietzsche

Eine zweite Technik zur Wiederentdeckung des inneren Lächelns kommt aus der Positiven Psychologie: Wenn Sie schon einen Anlass zur Freude brauchen, suchen Sie sich diesen Anlass in der Tätigkeit selbst. Harry zum Beispiel sagt: „Ich musste mich die ersten Male zwingen, Dinge zu finden, über die ich mich freuen kann: Dass ich trotz Alltagshektik doch wieder Zeit fürs Yoga gefunden habe, dass ich bei der Krähe jetzt fünf statt zwei Atemzüge die Balance halten kann ..." Suchen Sie bewusst gegen innere Widerstände (Miesmacher, Kritiker, Skeptiker, Zweifler ...) Anlässe der Freude. Irgendwann brauchen Sie diese Anschubhilfen nicht mehr und die Freude bleibt.

„Hoffnung und Freude sind die besten Ärzte.“ Wilhelm Raabe

Das dritte und banalste Rezept lautet: Sie wollen Freude empfinden? Lächeln Sie. Bei einem wissenschaftlichen Experiment mussten Probanden einen Bleistift mit den Zähnen festhalten, ohne ihn mit den Lippen zu berühren (die mimische Imitation eines Lächelns) – und sofort wurden Endorphine ins Blut ausgeschüttet: Dem Körper ist es egal, woher das Lächeln kommt. Also lächeln Sie bevor Sie mit einer Übung beginnen. Und dabei. Und danach ... Tun Sie einfach so, als ob diese mimische Bewegung zu den ganzen anderen Bewegungen des Asanas mit dazu gehört. Warum fällt uns so eine simple Übung so schwer? Aus einem einfachen Grund.

MACHEN SIE ES SICH DOCH NICHT SO SCHWER!

Der einfache Grund ist: Niemand lächelt unter Schmerzen. Wenn Sie sich im Yoga (und sonstwo) richtig quälen wollen: nur zu! Doch wenn Sie mit Yoga neben dem Körper auch Geist und Seele etwas Gutes tun wollen, üben Sie am besten so, dass der Schmerz nicht die Freude am Yoga und am Leben vergällt. Das gelingt Ihnen immer dann, wenn Sie das Gefühl haben, ein Asana gut und gerne eine halbe Stunde halten zu können – ohne Pressatmung, Selbstverleugnung und alle anderen Empfindungen verdrängenden Schmerz. Aber das funktioniert nicht bei der Krähe, weil Sie da schon nach fünf Sekunden umkippen? Oder ins Zittern kommen?

YOGA-GEHEIMNIS

WENN ES ZU SCHWER IST,
IST ES NICHT ZU SCHWER –
SIE MACHEN ES SICH NOCH ZU SCHWER.
MACHEN SIE SICH'S LEICHTER.
NICHT ZU LEICHT. ABER SO LEICHT,
DASS SIE FREUDE SPÜREN KÖNNEN.

Wenn Sie einen guten Yogalehrer haben, findet er für Sie jene Variation des Asanas, die für Ihren Entwicklungsstand passend ist. Wenn Sie solo auf die Matte gehen: Do it yourself! Machen Sie es sich selbst leichter! Wählen Sie die passende Variation der Übung – die meisten Menschen wissen nicht einmal, dass es sowas gibt. Sie sehen den Lotossitz und denken: „Kann ich nicht! Ist zu schwer! Tut mir sicher höllisch weh!" Stimmt alles. Was nicht stimmt: Es gibt als Variationen zum Lotossitz den halben Lotossitz, den Schneidersitz und wenn selbst dieser noch zu schmerzhaft ist, sitzen Sie eben entspannt auf einem Yoga-Block, einem Kissen oder einem gefalteteten Handtuch. Nicht, um sich zu schonen, sondern um stärker vom Asana zu profitieren, um das Wichtigste vom Asana mitzunehmen: die Freude an sich, an der Übung, an Yoga und der Welt. Wenn Sie die Krähe also zu sehr anstrengt, um dabei locker und lustig zu bleiben: Nehmen Sie den Oberkörper zurück in Richtung Zehenspitzen. Nehmen Sie ihn so weit zurück, bis die Zehenspitzen auf den Boden tippen. Sie können auch fünf Sekunden frei balancieren und danach fünf Sekunden die Zehenspitzen auf den Boden stellen. Oder nur einen Fuß ganz abheben: Machen Sie es sich leichter – aber nicht zu leicht. Was heißt das?

Die Sutren sagen es uns (s.o.): „sthira“ und „sukha“, „kraftvoll“ und „angenehm“. Das heißt: Wählen Sie stets jene Variation Ihrer Übung, die Ihnen angenehm ist – bei der Sie aber gleichzeitig schon Kraft dransetzen, Muskelkraft aufbringen können. Das erinnert Sie an was? Richtig, da taucht wieder das ewige Prinzip von Yin und Yang auf. Zwei Gegensätze, die sich zu einem stimmigen Ganzen ergänzen: Anspannung und Entspannung – und beides gleichzeitig. Das wäre mal ein schöner Entwurf für ein gutes Leben: kraftvoll und zugleich tiefentspannt, aktiv in der Welt und gleichzeitig stets in sich selbst ruhend. Ein tolles Rezept. Trotzdem schaffen Sie das innere Lächeln immer nur für Sekunden? Patanjali sah das voraus. Er sah jene Hindernisse voraus, die uns auch heute noch das wahre Glück vermiesen.

KLESHAS: DIE FÜRCHTERLICHEN FÜNF

Kaum spüren wir ein wenig Freude beim Üben (oder im Leben) tauchen auch schon Frustgedanken auf wie: „Aber wie deine Arme wieder zittern! Und deine Handgelenke sind so schwach! Das muss besser werden!“ Geht Ihnen auch so? Nicht nur Ihnen. Das ging schon den alten Indern so. Sie nannten es Kleshas: Hindernisse auf dem Weg zum Glück. Was machen Sie damit? Das, was Sie gelernt haben.

Verdrängen Sie Killergedanken und andere Hindernisse nicht – spüren Sie sie (siehe Kapitel 1). Aufmerksamkeit mildert Frustgefühle und mehrt die Freude. Dann: Atmen Sie (siehe Kapitel 2) und die negativen Gedanken verlieren weiter an Gewicht.

Genießen Sie dieses Loslassen (siehe Kapitel 3) bewusst – die Freude wächst weiter. Machen Sie sie noch stärker, indem Sie sie wertschätzen (siehe Kapitel 4). Von den Killergedanken zur Freude: Sie haben eine neue Perspektive gewonnen (siehe Kapitel 5). Die einzelnen der acht Schritte passen wunderbar zusammen und helfen Ihnen in jeder Lebenslage. Vor allem, wenn eines der fünf Kleshas vor Ihnen auftaucht:

Da ist zunächst: Avidya – das Denken in Schemata. Ich gehe in die Krähe und schon nehme ich nicht mehr meine Körperempfindungen und meinen Atem wahr, sondern vergleiche mich schon wieder, wie ich es immer tue (subjektives Schema), mit anderen Teilnehmern oder mit einer Idealvorstellung („Das müsste viel besser gehen!"). Diese immer gleichen, zutiefst subjektiv geprägten, schematischen Gedankenabläufe – nicht meine Leistung! – vermiesen mir die Freude am Yoga und reißen mich aus dem Augenblick heraus: Ich kann nicht mehr spüren, was sonst noch da ist (vgl. Kapitel 1). Das ist das Problem – und die Lösung:

YOGA-GEHEIMNIS

ÜBERWINDEN SIE DESTRUKTIVE SCHEMATA, INDEM SIE SICH FRAGEN: ICH DENKE SCHON WIEDER IN MUSTERN – ABER WAS IST SONST NOCH DA? WAS KANN ICH SONST NOCH SPÜREN?

Das zweite Klesha heißt: Asmitha – aufgeblasenes Ego. Wenn die Fitteren in meinen Kursen zum Beispiel in die Krähe gehen, kann ich ihnen förmlich ansehen, wie sie verstohlen die anderen Teilnehmerinnen und Teilnehmer mustern und dabei denken: „Wie ihr wieder rumwackelt!“ Kein Vorwurf! Niemand ist immun gegen solche Anfälle von Grandiosität. Darum geht es auch nicht. Es geht darum, das aufgeblasene Ego so oft und so schnell wie möglich zu bemerken und dann zurück in den Augenblick zu kommen, in die Reflexion, ins Spüren. Eben: den Weg zurück ins Glück finden.

Das Ego kann sich auch in die andere Richtung aufblasen; in Richtung übertriebenes Selbstmitleid: „Oje, bei mir zittert alles, ich fall gleich um, das lern ich nie, die andern können das so viel besser, Yoga ist einfach nichts für mich!“ Manche besuchen keinen Yogakurs, sondern absolvieren Woche für Woche 60 Minuten Power-Selbstmitleid. Das ist wie eine Sucht. Eine Sucht, von der Sie mit Selbstreflexion wegkommen: Was spüren Sie gerade? Alles? Was alles?

Drittes Klesha: Raga – immer mehr haben wollen. Das Grundübel unserer Zeit. Wenn wir die Krähe fünf Sekunden halten können, freuen wir uns eine Sekunde und ärgern uns dann zehn Sekunden, dass wir sie nicht länger halten können: Ärger killt Freude. Und wieder rettet Sie die Reflexion: Was mach ich denn hier wieder? Hechle ich dem Mehr

„An seinem Ärger festzuhalten ist genauso wie eine glühende Kohle in die Hand zu nehmen, um sie nach jemandem zu werfen; du bist derjenige, der sich verbrennt.“ Buddha

hinterher? Wie wäre es, wenn ich nicht das Mehr, sondern das Hier und Jetzt spüren würde? Und mich daran erfreue?

Was not tut **Paul Heyse**

Trag muntern Herzens deine Last
und übe fleißig dich im Lachen.
Wenn du an dir nicht Freude hast,
die Welt wird dir nicht Freude machen.

Viertes Klesha: Dvesha – Verdrängung und Vermeidung. In Kursen höre ich oft: „Die Krähe? Da hat es mich vor acht Jahren derart auf die Nase gehauen – die mach ich nie wieder!" Acht Jahre in der Comfort Zone, acht Jahre gebremste Entwicklung, gestutztes inneres Wachstum – ein hartes Urteil. Ein stillgelegter Mensch, sozusagen. Patanjali möchte nicht, dass wir uns ständig auf die Nase legen, blind ins Risiko laufen. Er möchte aber auch nicht, dass wir uns ängstlich verkriechen – denn Angst killt Freude. Und hinter jeder Verdrängung oder Vermeidung steckt Angst. Was uns zum nächsten Klesha bringt.

Fünftens: Abhinivesha – Furcht, Zweifel, Panik. Dieses Klesha lähmte mich und meine lieben Kollegen bei der anfangs erwähnten Weiterbildung, als die Trainerin Astavakrasana von uns verlangte. Da wurde uns plötzlich mulmig und der Spaß hatte ein Loch. Was nicht schlimm ist. Wir alle fühlen häufig Furcht und Zweifel, die uns ganz oft auch vor Enttäuschung schützen – aber wir sollten solchen Gefühlen nicht anhaften oder sie zum alleinigen Ratgeber unseres Handelns machen. Angst wird erst dann zum Risiko, wenn man aus reiner Angst ein Asana nicht mitmacht oder wegen der Angst nichts anderes mehr spürt – zum Beispiel auch keine innere Freude mehr. Machen Sie wie aus jedem Klesha eine fortlaufende Übung auch aus Zweifeln:

YOGA-GEHEIMNIS

**EIN KLESHA TAUCHT AUF?
BEGRÜSSEN SIE ES ALS WILLKOMMENE AUFGABE (VGL. KAPITEL 5) UND SPÜREN SIE NEBEN DEM KLESHA AUCH WIEDER ALLES ANDERE:
SO KOMMEN SIE IN DEN AUGENBLICK UND IN DIE FREUDE ZURÜCK.**

Warum sollten Sie das tun? Warum ist Freude so wichtig? Gute Frage.

WARUM FREUDE?

Niemand würde es bestreiten: Wenn wir hart arbeiten, haben wir Erfolg. Und wenn wir Erfolg haben, freuen wir uns. Ja? Nein.

Natürlich gibt es diesen Zusammenhang: Erfolg >> Freude. Aber der diametrale Zusammenhang ist viel entscheidender: Freude ist die Mutter herausragender Erfolge. Auch die Positive Psychologie hat das in den letzten zehn Jahren in hunderten Studien bewiesen: Erfolg macht auf Dauer nicht glücklich – sondern lediglich süchtig nach mehr Erfolg. Es ist genau umgekehrt:

YOGA-GEHEIMNIS

FREUDE IST NICHT RESULTAT,
SONDERN URSACHE VON ERFOLG!
FRÖHLICHE MENSCHEN
HABEN MEHR ERFOLG IM LEBEN!

Das erkannte Patanjali schon vor 2200 Jahren und das belegt die moderne Wissenschaft (erst jetzt): Ärzte zum Beispiel, die vor einer Untersuchung in eine fröhliche Stimmung versetzt wurden, trafen die richtige Diagnose 19 Prozent schneller als ihre gestressten Kollegen.[1] Gut gelaunte, optimistische Verkäufer machen deutlich mehr Umsatz als ihre über die hohen Verkaufsziele stöhnenden Kollegen.[2]

YOGA-GEHEIMNIS

STÖHNEN KILLT DIE STIMMUNG – UND DEN ERFOLG.

Der Glücksforscher Shawn Achor verweist auf eine Metaanalyse von über 200 Studien mit annähernd 275.000 Teilnehmern. Sie zeigt, dass Glücksgefühle zu gesteigerten Erfolgen in allen Bereichen des Lebens führen einschließlich Beziehung und Ehe, Gesundheit, Kreativität, Beruf und Business.[3] Es ist genau umgekehrt wie landläufig angenommen: Nicht Menschen mit mehr Gehalt sind glücklicher. Sondern glückliche Menschen bekommen mehr Gehalt, verfügen über höhere Führungskompetenz, mehr Produktivität und so weiter ... Die Liste der Freude-Rendite ist endlos. Dem Ganzen die Krone aufgesetzt hat die sogenannte Nonnen-Studie. Sie zeigte, dass Ordensschwestern, die in ihrer Jugend mehr freudige Dinge in ihre Tagebücher eintrugen, im Schnitt zehn Jahre länger lebten:[4]

YOGA-GEHEIMNIS **FREUDE HEISST DER JUNGBRUNNEN.**

Zehn Jahre! Das ist mehr als gesunde Ernährung und Sport zusammen erreichen! Und Sie stöhnen auf der Yogamatte? Das ist Selbstmord auf Raten. Das kostet Sie gut und gerne zehn Jahre Ihres Lebens. Warum? Warum ist nicht Schlaf, sondern Freude die beste Medizin?

FREUDE RETTET LEBEN – AUCH IHRES

Die US-Wissenschaftlerin Barbara Fredrickson hat den „Broaden-and-Build"-Mechanismus entdeckt: Ein gestresstes Gehirn denkt nur noch „Fight, Flight or Freeze!". Das ist für akute Bedrohungen überlebenswichtig. Für die langfristige Entwicklung einer Gesellschaft, die nur rennt, kämpft oder erstarrt, ist es das Todesurteil. Also hat die Evolution unser Verhaltensrepertoire strategisch komplettiert: Wer Freude empfindet, weitet damit seine Sichtweise („Broaden"), entdeckt Neues, zum Beispiel das Rad, das Feuer oder das Smartphone, und baut damit nicht nur seine Lernzentren im Gehirn („Build"), sondern auch seine Zivilisation aus. Es ist also nicht übertrieben, zu sagen:

YOGA-GEHEIMNIS

FREUDE IST DIE TRIEBFEDER UNSERER INDIVIDUELLEN UND ZIVILISATORISCHEN ENTWICKLUNG.

Und Sie stöhnen beim Yoga! Das ist ein Evolutionsdelikt. Die Darwin-Polizei wird Sie verhaften. Scherz beiseite:

YOGA-GEHEIMNIS

LASSEN SIE DIE STRESSSÜCHTIGEN SICH RUHIG WEITER STRESSEN. SCHLAUER SIND SIE: SIE GENIESSEN DIE STILLE INNERE FREUDE – UND HÄNGEN ALLE ANDEREN AB! EINMAL GANZ DAVON ABGESEHEN, DASS SIE AUF DIESE WEISE AUCH MEHR SPASS AM LEBEN HABEN.

Wenn in Ihrem Umfeld Stress als Erfolgssurrogat gilt und der lauteste Stöhner am wichtigsten genommen werden will und genommen wird, sollten Sie lieber nicht allzu viele Worte darüber verlieren, dass Sie sich am Yoga und am Leben erfreuen (und deshalb so erfolgreich und ausgeglichen sind). Das könnte Neid und Missgunst wecken. Daher: Bitte niemanden missionieren! Eher:

„Wenn du jemanden ohne Lächeln siehst, schenke ihm deines!"

Burmesisches Sprichwort

Man muss auch gar nicht groß über die innere Freude reden – sie zeigt sich ja. In Ihrem stillen Lächeln, in Ihrer Ausgeglichenheit, Zufriedenheit – und in Ihren Erfolgen.

DIE SCHRITTE	DIE WIRKUNG	DIE MITTEL
1. Schritt: Spüren!	Glücklich, erfolgreich und zufrieden.	Alles spüren, wahrnehmen, begrüßen, was da ist.
2. Schritt: Atmen!	Gelassen, zentriert, voller Kraft – auch im dicksten Stress.	Bewusstes Atmen, Atempause, Feueratem.
3. Schritt: Loslassen!	Innerlich frei, zwanglos, authentisch und voller Energie.	Keine Vergleiche und Bewertungen! Anspannung spüren, tief ausatmen, Muskeln entspannen, Antreiber loslassen!
4. Schritt: Sei gut zu dir!	Erfüllung der tiefsten Wünsche, starkes Selbstwertgefühl, Unabhängigkeit von äußerer Anerkennung und Erfolgen.	Sei freundlich zu dir, insbesondere zu deinen „Schwächen“. Respektiere deine Grenzen.
5. Schritt: Perspektivwechsel!	Leichter, schneller, einfacher voran!	Erkenne unbewusste Sichtweisen und probiere bewusst andere aus!
6. Schritt: Freu dich!	Der „Happiness Advantage“ ist ein Glücks- und Erfolgs-Turbo!	Das innere Yoga-Lächeln.

„Wenn es einen Glauben gibt,
der Berge versetzen kann, so ist es
der Glaube an die eigene Kraft."

Marie von Ebner-Eschenbach

„Wer sich an andere hält,
dem wankt die Welt.
Wer auf sich selber ruht
steht gut."

Paul Heyse

7

Der siebte Schritt: Hab Vertrauen!

WEM VERTRAUEN SIE? AUCH SICH SELBST?

Eben kommt der Chef herein und verteilt zwei neue, ungefähr gleich schwere Aufgaben. Eine an Christel, die andere an Rainer. Christel sagt: „Sowas habe ich noch nie gemacht! Aber ich denke, das kriege ich hin." Rainer sagt: „Sowas habe ich ja noch nie gemacht! Wie soll ich denn das hinbekommen!" Was ist der Unterschied?

Selbstvertrauen. Christel traut sich etwas zu, weil sie sich und ihren Fähigkeiten vertraut. Rainer zweifelt an sich – obwohl er genauso viel kann wie seine Kollegin. So wie Rainer geht es vielen. Sie fühlen sich verunsichert, im Zweifel, besorgt, beunruhigt, furchtsam. Wenn man sich so fühlt, ruft man gerne nach dem Staat, schließt noch eine Versicherung ab, schimpft über Chef, Gott und die Welt, wird Mitglied mehrerer Jammerzirkel, rutscht immer stärker in die Opferhaltung, pflegt Anspruchsdenken, jammert und kritisiert in einem fort. Hilft das?

YOGA-GEHEIMNIS

DAS GEGENMITTEL GEGEN ANGST IST NICHT SICHERHEIT UND SCHON GAR NICHT JAMMERN UND KLAGEN, SONDERN VERTRAUEN.

Man kann sich nun mal nicht gegen sämtliche Fährnisse des Lebens versichern und schimpfen ändert nichts (deshalb wird so gerne geschimpft: man muss nichts ändern). Niemand kann Sie dagegen versichern, dass Ihr Partner nicht doch irgendwann untreu wird, dass die Kinder die Schule abbrechen oder der Euro floppt und sämtliche Ersparnisse zerstört. Es gibt keine absolute Sicherheit. Daraus folgt ein Paradoxon:

YOGA-GEHEIMNIS

SO ETWAS KONKRETES WIE SICHERHEIT IST EINE ILLUSION, WÄHREND SO ETWAS ABSTRAKTES WIE VERTRAUEN VERLÄSSLICH IST.

Sie wissen nicht, ob nächsten Winter die neueste Killervogelgrippe ganze Landstriche dahinrafft – aber wenn Sie sich darauf verlassen könn(t)en, dass Sie selbst dann einen kühlen Kopf bewahren und sich und die Ihren bestmöglich zu schützen wissen, werden Sie der Zukunft vertrauensvoll entgegenblicken. Sie wissen nicht, ob Sie in zwei Jahren noch Ihren Job haben – aber wenn Sie auf Ihre Fähigkeit vertrauen können und insbesondere auch wollen, irgendwo immer eine Arbeit aufzutun und nach entsprechender Einarbeitung auch damit zurechtzukommen, blicken Sie voll Vertrauen in die Zukunft: voll Vertrauen in die eigenen Coping Skills, die eigenen Bewältigungsfähigkeiten. Selbstvertrauen ist die Schlüsselkompetenz, von der heute kaum mehr jemand weiß und die seltsamerweise nicht an der Schule unterrichtet (sondern eher unterminiert) wird. Aber im Yoga.

VERTRAU YOGA

Yoga ist wie das richtige Leben: Es macht hin und wieder Angst. Was im Beruf vielleicht die Bedrohung der Arbeitsplatzsicherheit ist, ist im Yoga zum Beispiel der Handstand. Sobald ich im Kurs das Wort auch nur in den Mund nehme, fängt bei einigen das große Zittern an: „Oh, nee, das trau ich mich nicht, kann ich nicht lieber zugucken? Mein ganzes Gewicht auf den Armen! Das schaff ich nicht!"

Nun muss man wissen: Der Mensch ist anatomisch so geschaffen, dass er, sobald er bloß seine Arme durchstreckt, rein vom bloßen Kraftaufwand her und bei korrekter Technik selbst mit zarter Büroarbeitermuskulatur auch ein Körpergewicht von 90 Kilo im Handstand halten kann – ohne dabei außer Atem zu geraten (wenn er nicht vor lauter Angst pressatmet). Einmal davon abgesehen, dass ein 90-kg-Handstand in untrainiertem Zustand nicht gesund ist: Jeder Mensch (der fit genug für einen Yogakurs ist), hat mehr oder minder Handstandfähigkeit. Er hat sie, aber er vertraut ihr nicht. Das ist der Fluch des modernen Menschen:

YOGA-GEHEIMNIS

WIR HABEN SO VIELE FÄHIGKEITEN UND NOCH MEHR POTENZIAL. SOLANGE WIR KEINEM VON BEIDEM VERTRAUEN, KÖNNEN WIR KEINES VON BEIDEN AUSSCHÖPFEN.

Das ist es, was Einstein gemeint haben könnte, wenn er tatsächlich gesagt hat, dass wir nur fünf Prozent unseres Potenzials nutzen. Den Spruch kennt fast jede(r). Aber kaum jemand fragt, wie man die restlichen 95 Prozent aktiviert. Was ist der Schlüssel? Sie ahnen es: Vertrauen.

„Unser ärgster Feind kann nur unser mangelnder Glaube an uns selbst sein." Angela Merkel

Selbstvertrauen ist der Schlüssel zum Erfolg und eines der am stärksten tabuisierten Themen unserer Zeit. Was heißt Tabu? Wir erleben exakt das Gegenteil: Wir leben in einer Kultur, in der suchtartige Abhängigkeit chic ist. Hören Sie nur mal Radio!

HITPARADE DER DEFÄTISTEN

„Das trau ich mir zu!" Haben Sie diesen Satz jemals in einem Top-10-Hit gehört? Aber ganz im Gegenteil:

> „If you go away on a summer's day
> Then you might as well take the sun away."
> Dusty Springfield

> „Ain't no sunshine when she's gone."
> Bill Withers

> „And it's killing me when you are away (…)
> I would die without you." Apocalyptica

> „I can't live if living is without you."
> Mariah Carey

Ich weiß, diese Liedzeilen entsprangen dem sogenannten „Romantischen Ideal", das es übrigens erst seit dem 12. Jahrhundert gibt (früher ging man eine Beziehung aus komplett anderen Gründen ein). Wenn Sie die obigen Aussagen nicht begleitet von Popmusik, sondern von einem Mitarbeiter, Vorgesetzten oder Verwandten hören würden – was würden Sie denken? Vielleicht: „Leicht depressiv, der Typ!“ Oder: „Der braucht einen guten Therapeuten!“ Was für ein Welt- und Selbstbild haben Menschen, die ernsthaft meinen, ohne einen bestimmten anderen nicht leben zu können?

Das Bild eines Menschen ohne jegliches Selbstvertrauen: Wenn der Partner weg ist, gibt es keine Freude mehr auf Erden, verliert das Dasein jeden Sinn, ist das ganze Leben fad geworden? Wie? Der Typ oder das Mädel ist nicht in der Lage, sich auch mal ohne Beziehungsanhang einen schönen Tag mit guten Freunden oder solo zu machen oder zur Abwechslung selbst für gute Stimmung zu sorgen? Dann ist er oder sie nicht verliebt, sondern suchtkrank. Die Symptome sind dieselben und die Ursache auch: pathologische Verweigerung eines gesunden Vertrauens in die eigenen Fähigkeiten. Selbstbewusste Menschen reden anders über Liebe.

Zum Beispiel eine gute Freundin, die jüngst über ihren Neuen verkündete: „Das ist der Mann fürs Leben. Wir lieben uns wirklich und harmonieren gut. Aber wenn es wider Erwarten nicht mit uns klappen sollte: Ich komme auch wunderbar mit mir alleine zurecht.“ So klingt das reine, unverfälschte Vertrauen in die eigene Persönlichkeit. Ein befreundeter Paartherapeut sagte mal: „Weil den Leuten das nötige Vertrauen in die eigene Person fehlt, kommen sie zu mir in die Praxis und wollen, dass ich ihre Beziehung kitte. Ich versuche ihnen dann beizubringen, nicht den anderen ständig als Ersatz für vernachlässigte eigene Fähigkeiten zu missbrauchen und lieber ein reifes Selbstvertrauen aufzubauen.“

Warum tut er das? Weil: „Eine Beziehung kann zwar Selbstvertrauen geben, ersetzt aber auf Dauer kein eigenes Selbstvertrauen. Im Gegenteil: Ohne gesundes Selbstvertrauen scheitert jede Beziehung irgendwann am Klammern, an Abhängigkeit, Eifersucht und permanent enttäuschten Erwartungen." Und sie lebten glücklich und zufrieden bis an ihr Lebensende? Nur wenn jeder der beiden eine gesunde Portion Selbstvertrauen (damit ist kein Egoismus gemeint) mitbringt. Sie wollen eine glückliche Ehe? Trainieren Sie Ihr Selbstvertrauen! Zum Beispiel mit Adho Mukha Vrikshasana.

HANDSTAND

Wir verbringen täglich 20 bis 60 Minuten im Bad für die Pflege von Körper und Aussehen. Wie viele Minuten am Tag investieren Sie in die Pflege Ihres Selbstvertrauens?

Yoga ist auch deshalb ein ideales Aufbautraining für Selbstvertrauen, weil Sie dabei ohne gravierende Konsequenzen trainieren können. Niemand kündigt Ihnen die Beziehung auf, wenn Sie mit zu wenig Selbstvertrauen Yoga machen und niemand wird Sie feuern. Deshalb: Ab an die Wand!

Oder vor eine geschlossene Tür, die abgeschlossen sein sollte (sonst öffnet sie noch jemand mitten in der Übung). Legen Sie das Buch neben sich auf den Boden, setzen Sie die Hände schulterbreit auf denselben, eine bis zwei Handlängen von der Wand entfernt. Beide Füße stehen mit den Zehenspitzen auf dem Boden. Jetzt

Für Fortgeschrittene
Mit etwas Übung erwerben Sie immer größere Sicherheit beim Handstand: Dann vergrößern Sie Stück für Stück den Abstand Ihrer Hände von der Wand. Die Wand gab Ihnen bislang Sicherheit. Und je weiter Sie sich von dieser Stütze entfernen, desto stärker kommt die Sicherheit aus Ihnen selbst: Sie erwerben echte Selbstsicherheit.

wählen Sie Ihr Schwungbein aus, strecken Sie es nach hinten aus – und hoch damit! Sie kommen nicht in den Stand? Gönnen Sie sich ein paar Versuche. Aber eigentlich ist das nicht wichtig. Wichtig ist allein was?

Richtig: Was spüren Sie (siehe Kapitel 1)? Sollten Sie ein ganz normaler Mensch sein, spüren Sie vor und bei Ihren verschiedenen Versuchen den galoppierenden Selbstzweifel à la „Das schaff ich nicht, das haut nicht hin, ich fall gleich um!" Prima. Alles wie erwartet. Probieren Sie einfach weiter. Irgendwann klappt es. Dann sagen Sie sich: „Siehste? Ich kann es doch!" Und schon wächst Ihr Selbstvertrauen. Ja?

„Je stärker wir das Vertrauen in uns spüren und je intensiver unsere Bemühungen sind, desto näher rückt das Ziel."
Patanjali

Dann sind Sie eher der empirische Typ, der Selbstvertrauen aus Erfolgen schöpft. Je mehr, desto besser. Jeder neue Erfolg stärkt Ihr Selbstvertrauen. Leider sind die empirischen Typen in der

Minderzahl. Die meisten Menschen können noch so viele Erfolge sammeln – ihr Selbstvertrauen bleibt trotzdem vor jeder neuen und oft auch vor alten Aufgaben immer noch ganz klein. Gibt's was dagegen? Unbedingt!

UNBEDINGTES SELBSTVERTRAUEN

Insbesondere hoch intelligente Menschen haben oft Probleme mit dem Selbstvertrauen. Das ist übrigens ein schönes Reframing, finden Sie nicht auch (siehe Kapitel 5)? Nämlich: Ihnen fehlt es nicht an Selbstvertrauen, Sie sind einfach viel zu intelligent!

Bei manchen Menschen wächst das Selbstvertrauen unter der Bedingung, dass sie Erfolg haben. Andere sind für dieses simple Rezept zu intelligent. Sie denken, meist unterbewusst: „Das hat zwar schon x-mal geklappt – aber dieses Mal ist es etwas ganz anderes!“ Auch Sie ziehen kein Selbstvertrauen aus Erfolgen?

YOGA-GEHEIMNIS

DAS UNBEDINGTE ODER AUCH BEDINGUNGSLOSE SELBSTVERTRAUEN SAGT: GANZ GLEICH, OB ICH ERFOLG HABE ODER NICHT – ICH VERTRAU AUF MICH!

Woher nimmt ein Mensch so ein bedingungsloses Selbstvertrauen? Man nimmt es sich nicht – man hat es schon. Es ist bei den meisten lediglich verschüttet. Sie können es wieder ausgraben, indem Sie aus dem bedingten ein unbedingtes Selbstvertrauen machen. Machen Sie sich schrittweise frei von Bedingungen! Beginnen Sie mit dem ersten Schritt. Sagen Sie sich zum Beispiel nicht länger: „Ich trau mir das zu, weil ich auf diesem Feld schon Erfolg hatte." Sagen Sie sich im Gegenteil und jetzt ohne Bedingung: „Ich trau mir das zu!" Basta. Punkt. Spüren Sie die innerliche Befreiung, die von diesem Gedanken ausgeht? Es befreit, wenn man sich von Bedingungen frei macht. Aber wenn ich es mir zutraue und dann doch irgendwas dabei passiert?

Deshalb ängstigen sich viele vor dem Handstand: Es könnte dabei ja was passieren. Okay. Frage: Was? Dass Sie umkippen? Da ist die Wand davor. Seitlich umkippen? Dann lassen Sie sich Hilfestellung geben. So handelt ein Mensch mit Selbstvertrauen – auch mit dem Vertrauen in die eigene Fähigkeit, sich Unterstützung zu holen.

YOGA-GEHEIMNIS

SIE ÜBERSCHÄTZEN DIE NEGATIVEN FOLGEN EINES „VERSAGENS" BEIM YOGA SICHER GENAU SO HEFTIG, WIE SIE DIE FOLGEN IM RESTLICHEN LEBEN ÜBERSCHÄTZEN.

Diese Folgenabschätzung kann man beim Yoga lernen: „Du meine Güte, es ist ein Handstand und keine OP am offenen Herzen!" Je öfter Sie sich beim Yoga auf diese Weise selbst ins Selbstvertrauen hinein coachen, desto eher klappt das auch im wirklichen Leben. Bei den meisten Menschen. Und bei den anderen?

ARROGANT UND EIGENSÜCHTIG

Viele Menschen wollen kein größeres Selbstvertrauen, bloß um ja nicht arrogant zu erscheinen! Manchmal reicht es dann, den

Unterschied an Beispielen zu erläutern – kehren wir zum Anfangsbeispiel zurück. Rainer versucht, sich Mut einzureden: „Das ist doch pipifax! Das könnt ich auch noch im Schlaf!" Das ist arrogant. Christel sagt: „Sowas habe ich noch nie gemacht! Aber ich denke, das kriege ich hin." Das ist nicht arrogant, das ist selbstbewusst. Unterschied erkannt?

„Die Kunst des Umgangs mit Menschen besteht darin, sich geltend zu machen, ohne andere zurückzudrängen."
Adolf Friedrich Ludwig Freiherr von Knigge

Es gibt einen himmelweiten Unterschied zwischen arrogant und selbstbewusst. Im Zweifelsfall kann ich diesen Unterschied im Geiste überprüfen, bevor ich den Mund aufmache – oder jemanden fragen, dem ich vertraue: „Du, hört sich das arrogant an?" Meist tippt sich der Gefragte dann an die Stirn und sagt: „Spinnst du? Das ist doch nicht arrogant! Das ist selbstverständlich! Wie kommst du denn da drauf?" Gute Frage.

Erstaunlich viele Menschen verfügen über erstaunlich wenig Selbstvertrauen – weil sie sich keines erlauben. Sie schlucken lieber jede Benachteiligung, weil sie sich selbst nicht das Recht der Selbstbehauptung zugestehen. Das klingt wie ein gravierender Charaktermangel und etliche Therapeuten sehen und behandeln das auch so. Die Transaktionsanalytiker dagegen verfolgen einen anderen, pragmatischen Ansatz. Sie haben herausgefunden, dass den meisten Menschen ein gesundes Selbstvertrauen im Kindesalter dadurch ausgetrieben wurde, dass ihnen keinerlei Selbst-

behauptung erlaubt wurde; Beispiel:
Mutter/Vater: „Wie siehst du denn wieder aus? Wir gehen zu Omis Geburtstag, also zieh dir gefälligst das dunkelblaue Kleid mit dem Spitzenkragen an!"
Kind, fünf Jahre: „Aber ich will meine Lieblingsjeans anziehen!"
„Was sollen die Verwandten von uns denken? In Jeans geht man nicht zu Omis Achtzigstem!"
„Doch, geht man!"
„Du hast doch keine Ahnung! Du bist doch noch ein Kind!"
Seelische Grausamkeit? Schwarze Pädagogik? Das empfinden viele so und leiden lange darunter. Dabei hat die Transaktionsanalyse ein einfaches Remedium parat:

YOGA-GEHEIMNIS

WENN IN KINDHEIT, JUGEND, SCHULE UND AUSBILDUNG „VERGESSEN" WURDE, IHNEN DIE ERLAUBNIS ZU EINEM STARKEN SELBSTVERTRAUEN ZU GEBEN – DANN: GEBEN SIE SICH DIESE ERLAUBNIS SPÄTESTENS JETZT SELBST! MEHRFACH.

Wie oft und wie lange? So oft und so lange, bis es Klick macht – Sie spüren das deutlich (siehe Kapitel 1), wenn Ihr Gespür inzwischen so gut ist, wie ich annehme. Ein noch einfacheres Rezept:

YOGA-GEHEIMNIS **FRAGEN SIE IHRE BESTE FREUNDIN, DEN BESTEN FREUND: „MEINST DU, ICH HABE EIN RECHT AUF SELBSTVERTRAUEN?" UND DANN HÖREN SIE GANZ GENAU ZU.**

Wenn es ein echter Freund oder eine echte Freundin ist, wird er oder sie Ihnen derart den Kopf waschen, dass die Lektion lange vorhalten wird. Wenn sie nachlässt: Nachwäsche anfordern!

DIE VERTRAUENSVERNICHTER

Und nun denken Sie mal daran, wie oft Sie beim Yoga, in der Familie, in der Freizeit, in Beruf und Karriere Ihr eigenes Selbstvertrauen beschädigen und beschädigen lassen. Es ist eine Katastrophe. Machen Sie doch (geistig oder physisch) eine Strichliste für jedes Mal, wenn Ihr Selbstvertrauen beschädigt wird. Das kann sehr erhellend sein.

YOGA-GEHEIMNIS

LEBEN SIE ACHTSAM UND ACHTEN SIE INSBESONDERE AUF VERTRAUENSVERNICHTER UND VERTRAUENSVERSTÄRKER.

Wer oder was stärkt während Ihres Tages Ihr Selbstvertrauen? Was schwächt es? Gehen Sie externen Vertrauenskillern aus dem Weg oder thematisieren Sie diese: „Wenn du so und so mit mir umgehst, dann löst das ein Gefühl wie ... bei mir aus. Ich hätte es lieber, wenn du ... “ Lassen Sie interne Vertrauenskiller, insbesondere den destruktiven inneren Dialog und innere Kritiker, achtsam los (siehe Kapitel 3). Machen Sie eine geistige Grundhaltung daraus, jede Yogaübung womit zu beginnen? Ja, mit einem inneren Lächeln und mit dem aktiv wachgerufenen Gefühl Ihres Selbstvertrauens. Wie fühlt sich das an? Mit welchem Merkspruch ankern Sie dieses Selbstvertrauen? Welche Wortwahl passt am besten zu Ihnen? Das macht Arbeit? Ja und das ist gut so.

In dieser Hinsicht ist das Universum gerecht: Wer darauf wartet, dass er/sie sich irgendwann mal „mehr zutraut", oder wer gar erwartet, dass andere Menschen „doch merken müssen, was ich brauche", wird mit den Jahren immer heftiger enttäuscht werden. Wer dagegen fleißig wie ein guter Yogi, eine gute Yogini, sich täglich selbst um sein Selbstvertrauen kümmert, wird mit einem starken, gesunden, unbedingten, reifen, erwachsenen Vertrauen in sich, seine Fähigkeiten, seine Mitmenschen, die Welt und das Leben belohnt werden. Ich wünsche es Ihnen – nein: Ich verspreche es Ihnen.

DIE SCHRITTE	DIE WIRKUNG	DIE MITTEL
1. Schritt: Spüren!	Glücklich, erfolgreich und zufrieden.	Alles spüren, wahrnehmen, begrüßen, was da ist.
2. Schritt: Atmen!	Gelassen, zentriert, voller Kraft – auch im dicksten Stress.	Bewusstes Atmen, Atempause, Feueratem.
3. Schritt: Loslassen!	Innerlich frei, zwanglos, authentisch und voller Energie.	Keine Vergleiche und Bewertungen! Anspannung spüren, tief ausatmen, Muskeln entspannen, Antreiber loslassen!

DIE SCHRITTE	DIE WIRKUNG	DIE MITTEL
4. Schritt: Sei gut zu dir!	Erfüllung der tiefsten Wünsche, starkes Selbstwertgefühl, Unabhängigkeit von äußerer Anerkennung und Erfolgen.	Sei freundlich zu dir, insbesondere zu deinen „Schwächen". Respektiere deine Grenzen.
5. Schritt: Perspektivwechsel!	Leichter, schneller, einfacher voran!	Erkenne unbewusste Sichtweisen und probiere bewusst andere aus!
6. Schritt: Freu dich!	Der „Happiness Advantage" ist ein Glücks- und Erfolgs-Turbo!	Das innere Yoga-Lächeln.
7. Schritt: Vertraue!	Schneller, leichter zum Erfolg und mehr Gelassenheit.	Unbedingtes Selbstvertrauen.

„Keep trying, hold on, and always, always, always believe in yourself, because if you don't, then who will, sweetie?"

Marilyn Monroe

„Hoffnung ist eben nicht Optimismus, ist nicht die Überzeugung, dass etwas gut ausgeht, sondern die Gewissheit, dass etwas Sinn hat – ohne Rücksicht darauf, wie es ausgeht."

Vaclav Havel

8

Der achte Schritt: Mich wirft nichts um!

WENN ES HART AUF HART KOMMT …

… verlieren wir die Nerven. Die Firma entlässt? Wir schieben Panik, anstatt uns mit Verve in die Jobsuche zu stürzen. Der Partner droht mit Scheidung? Wir führen Rosenkriege, anstatt konstruktiv miteinander zu reden. Der Chef bürdet uns ein Killer-Projekt auf? Wir setzen resignierend unsere Wochenenden dran, anstatt mutig mit ihm über mehr Budget, Personal oder Zeit zu verhandeln. Warum sind wir so oft so schrecklich mutlos?

Unsere Großeltern klopften bis zur Erschöpfung 16 Stunden am Tag aus ihren zerbombten Häusern Backsteine heraus, zogen nebenbei unsere Eltern groß und bewältigten ganz ohne Psychotherapie ihr Kriegstrauma. Wir dagegen werden schon hysterisch, wenn bei der Arbeit der PC abstürzt. Wir kriegen den Koller, wenn der Pendlerzug mal wieder zehn Minuten Verspätung hat. Unsere Stressresilienz ist eine einzige Peinlichkeit. Warum?

YOGA-GEHEIMNIS

NATÜRLICH: DAS LEBEN IST STRESSIG, HEKTISCH, UNGERECHT. ABER WÄHREND DIE WELT IMMER STRESSIGER, HEKTISCHER UND UNGERECHTER WURDE, WURDEN WIR IMMER WENIGER STRESSRESILIENT.

Viele suhlen sich förmlich darin. Wenn sie in Stress geraten, schieben sie die Schuld bequem auf andere und erwarten von diesen laut fordernd die Lösung all ihrer Probleme. Manchen ist diese Opfer-Attitüde zu kindisch. Sie wollen stark sein, resilient(er) werden. Warum? Weil es ein tolles Gefühl ist, wenn einen nichts mehr umwerfen kann. Das geht? Das geht.

Wobei „gehen" das falsche Verb ist: Es geht ums Stehen.

STEHEN LERNEN

Wer nie gelernt hat, zu stehen, kann auch nicht standhaft bleiben. Das erklärt, warum uns die Stürme des Lebens so schnell entwurzeln. Wir verlieren auch deshalb im übertragenen Sinne den Boden unter den Füßen, weil wir im ganz realen Sinne nie den Boden zu spüren gelernt haben. Das ist Problem und Chance:

YOGA-GEHEIMNIS
WAS DER KÖRPER LERNT, LERNT AUCH DER GEIST.

Die Körperzentrierte Psychotherapie nutzt diesen Wirkungsmechanismus. Wie einer ihrer bekanntesten Therapeuten sagt:

> ***„Wenn ich die Mundwinkel nach oben ziehe, ist das ganz schlecht für meine Depression."***
> ***Charlie Brown***

Viele mittelschwer an Depression Erkrankte können ihre Medikamente absetzen, sobald sie regelmäßig drei Mal pro Woche eine halbe Stunde Sport treiben:

YOGA-GEHEIMNIS
WAS IHREN KÖRPER STANDHAFT MACHT, MACHT AUCH IHREN GEIST WIDERSTANDSFÄHIG.

Wo können Sie diese körperliche und geistige Standfestigkeit erwerben? Am „Berg“.

STEHVERMÖGEN MIT TADASANA

Wer zu stehen lernt, lernt standhaft zu bleiben. Schauen Sie sich auf dem beiliegenden Plakat den „Berg” an: einfach, nicht? Wir stehen. Die Füße ungefähr eine Handbreit auseinander (legen Sie das Buch aufs Fensterbrett oder auf ein Regal). Und schon beginnt die Übung: Was nehmen Sie wahr (siehe Kapitel 1)?

Wo ist Ihr Körpergewicht? Etwa auf den Fersen? Oder eher auf den Ballen? Dann sind Sie außer Balance. Spüren Sie das? Verteilen Sie Ihr Körpergewicht gleichmäßig auf die ganzen Fußsohlen. Wie verändert sich das Gefühl? Sie könnten zum Beispiel spüren, wie Sie jetzt stabiler stehen. Wenn Sie mögen, spreizen Sie die Zehen und drücken Sie sie sanft in den Boden: größere Standfläche – mehr Standsicherheit. Als ob Sie in der Erde Wurzeln schlagen. Nettes Bild? Mehr als das:

Yoga – Jetzt!
Eines der besten Anti-Stress-Rezepte ist die Frage: „Wo sind meine Füße jetzt?“ Wiederholen Sie diese Frage in guten Zeiten oft genug und spüren Sie dabei Ihre „Verwurzelung“.

Weiter mit Tadasana. Wenn Sie stehen, strecken Sie Ihre Beine nicht durch. Gehen Sie einen winzigen Zentimeter in die Knie. Sind die Knie durchgestreckt, können Ihre Muskeln nicht aktiv stabilisieren – damit geht Standfestigkeit verloren. Wo stehen die Knie? Idealerweise über den Sprunggelenken.

Weiter zur Hüfte: Schieben Sie das Steißbein leicht nach unten in Richtung Boden – die Vorderseite der Hüfte geht nach oben – man kommt aus dem Hohlkreuz heraus. Bauchnabel leicht einziehen (das stabilisiert den Rumpf), Schulterblätter aktiv Richtung Steißbein ziehen und das Brustbein anheben (das richtet den Brustkorb auf).

Jetzt der Kopf: Schieben Sie ihn nach oben – als ob ein unsichtbarer Faden Sie am Scheitelpunkt zur Decke ziehen würde (damit Sie nicht unbewusst den Kopf einziehen und den Nacken verkrampfen). Strecken Sie die Arme nach unten neben den Körper, die Handflächen zeigen zum Körper. Schieben Sie die Fingerspitzen Richtung Boden. Bitte kein Krampf! Stehen Sie anstrengungsfrei, aber mit leichter Ganzkörperspannung. Was noch? Richtig: atmen, lächeln und achten – auf alles: Spüren Sie! Was?

Die meisten sagen: Kraft, Standfestigkeit, Stolz, Präsenz, Erdverbundenheit, Selbstbewusstsein ... Was spüren Sie? Wenn Sie genau hinspüren: ein Geheimnis.

DAS GEHEIMNIS DER STANDFESTIGKEIT

Was Sie beim „Berg“ mal mehr, mal weniger spüren können, ist das, was Sie unter Stress am schnellsten verlieren: Präsenz. Achten Sie mal darauf. Wo sind Sie, wenn Sie im Stress sind? Nirgendwo. Das ist das Schlimmste am Stress: Wir verlieren uns. Wir spüren uns nicht mehr. Wir sind nicht mehr bei uns.

YOGA-GEHEIMNIS

DAS PROBLEM BEIM STRESS SIND NICHT DIE STRESSAUSLÖSER VON AUSSEN, SONDERN DER VERLUST DER INNEREN PRÄSENZ.

Das ist das Problem. Und wie immer die Lösung:

YOGA-GEHEIMNIS
SEI PRÄSENT – UND DER STRESS NIMMT AB!

Der Zeitdruck, der tobende Chef, das quengelnde Kind oder das dauerklingelnde Telefon sind immer noch da (die Stressreize), doch Ihre Stressreaktion ebbt ab. Aber warten Sie bitte nicht bis zur nächsten Stressattacke damit! Unter Stress ist Präsentbleiben nämlich unmöglich zu lernen. Das können Sie nur im stressfreien/armen Raum – zum Beispiel beim Yoga. Genau das lernen Sie mit Tadasana: nicht (nur) Stehen – sondern viel wichtiger: Präsenz. Das zahlt sich aus:

YOGA-GEHEIMNIS
WER PRÄSENZ SPÜRT, ZEIGT AUCH PRÄSENZ.

Das beeindruckt doch so an großartigen Schauspielern oder an Menschen, die unter Stress total cool, bei sich bleiben: diese imposante Präsenz. Die sind „voll da", weil sie ganz bei sich sind. Sie erscheinen unerschütterlich. Deshalb heißt Tadasana auch „der Berg". Das Matterhorn ist durch nichts zu erschüttern. Sie fühlen sich aber nicht wie ein Berg? Wie fühlen Sie sich dann?

WER SIND SIE?

Wenn wir im Kurs den „Berg" machen, sagen manche: „Ich fühle mich tatsächlich wie ein Fels: stabil, fest, stark." Was ist das?

Das ist kein Fakt, weil kein Mensch ein Berg ist. Das ist ein Bild. In Kapitel 5 haben wir gesehen, dass die Welt sich ändert, wenn Sie sich ein anderes Bild von ihr machen (Reframing). Das ist die Macht des Bildes. Was ist das mächtigste aller Bilder?

Ihr Bild von sich selbst. Ihr Selbstbild. Wenn sich jemand beim „Berg" wie ein Berg vorkommt und sich deshalb unerschütterlich fühlt, dann erleben wir diese unmittelbare Macht des Selbstbildes – im ganzen restlichen Leben vergessen wir sie nur allzu oft. Leider.

Wir stellen diese Schicksalsfrage zu selten. Deshalb verlieren wir im Alltag so schnell den Stand. Klaus zum Beispiel taumelt, nachdem ihm sein Chef die neuen Ziele genannt hat: „Keine Ahnung wie ich diese Ziele erreichen soll." Klara dagegen bleibt standhaft: „Das sind ehrgeizige Ziele – da muss ich mein Bestes geben!" Der Unterschied? Logisch: Selbstvertrauen. Woher kommt dieses Selbstvertrauen?

Yoga – Jetzt!

Die Schicksalsfrage lautet: Wie sehe ich mich selbst? Oder wenn Ihnen diese Frage besser liegt: Was denke ich über mich? Stärker vom Gefühl her Denkende fragen sich: Wie fühle ich mich ganz tief drinnen? Als Versager? König der Welt? Held, Opfer, Gestalter, Beifahrer?

DIE WICHTIGSTE STÜTZE DES SELBSTWERTGEFÜHLS UND QUELL NIE VERSIEGENDER INNERER STÄRKE IST DAS SELBSTBILD.

YOGA-GEHEIMNIS

Der Mensch ist eben nicht nur das, was er faktisch ist (seine Fähigkeiten, sein Intellekt), sondern viel stärker noch so, wie er sich subjektiv selbst sieht. Klara und Klaus sind Kollegen mit faktisch gleichwertiger Erfahrung und Kompetenz. Aber Klara bleibt standhaft, wo Klaus umkippt, weil Klara ein starkes Selbstbild hat. Wie sieht sich Klaus? Das hat er dem Kundigen eben verraten. Er sieht sich als jemand, der „keine Ahnung" hat, also ahnungslos ist. Klara dagegen sieht sich als jemand mit „Ehrgeiz", der „sein Bestes" gibt. „Ahnungslos" vs. „Ehrgeiz" – wer gewinnt in Beruf und Leben? Wer ist stressresilienter? Wer fühlt sich besser in allen Lebenslagen? Rhetorische Fragen.

Die Kognitiv-Behavioristische Therapie (CBT) würde nun an der Sprache ansetzen und Klaus fragen: „Möchtest du dich wirklich als ahnungslos bezeichnen? Welche andere Bezeichnung wäre ebenfalls korrekt, würde aber ein besseres Selbstbild herstellen?" Das funktioniert, kann aber einige Zeit in Anspruch nehmen, bis das neue Verhalten (Behavior) geistig (kognitiv) verankert ist.

YOGA-GEHEIMNIS

YOGA SETZT EBENFALLS AN DER SPRACHE AN, ABER AN DER MÄCHTIGEREN SPRACHE: DER KÖRPERSPRACHE.

Körpersprache wirkt direkter und deshalb schneller gewohnheitsbildend. Der Mensch sprach Jahrtausende vor der Erfindung der Lautsprache schon recht gut Körpersprache. Daher:

YOGA-GEHEIMNIS

MALEN SIE IHR SELBSTBILD IN DEN WORTEN DER KÖRPERSPRACHE!

Anders gesagt: Zeigen Sie Haltung!

DIE HELDEN-HALTUNG

Beobachten Sie Kollegen, wenn der Chef sie verbal attackiert. Wie stehen die da? Zusammengesunken, wie ein Häufchen Elend. Wie fühlen die sich wohl? Jeder Mensch mit Empathie kann das körperlich nachempfinden. Tun Sie das doch bitte mal, jetzt, in Gedanken – und nun richten Sie sich auf.

Yoga – Jetzt!

Wer sich aufrichtet, richtet sich selbst auf!

Richten Sie sich auf – auch im Sitzen! Atmen Sie tief ein, setzen Sie das innere Lächeln auf und nehmen Sie die Schulterblätter nach hinten unten – wie fühlen Sie sich? Spüren Sie den Unterschied? Er muss nicht groß sein: Es ist der kleine Unterschied, der den großen Unterschied macht. Treten Sie so einem polternden Vorgesetzten gegenüber – der kriegt Respekt vor Ihnen. Warum? Weil er Ihre Stärke spürt. Sie selbst spüren das und andere spüren das. Dabei haben Sie nicht zwei Kilo Muskelmasse zugelegt. Sie haben lediglich eine andere Haltung eingenommen. Wie kann das so eine starke Wirkung haben?

„If you want a quality, act as if yo

William James

Das ist das sogenannte Act-as-if-Prinzip. In der populären Fassung:

„Fake it till you make it!"

Wenn Sie nur lange genug Tadasana üben, auch tagsüber beim Alltags-Yoga immer und immer wieder (auch im Sitzen!) den Berg aufbauen, sich bewusst aufrichten, wächst Ihr Selbstvertrauen, Ihre Stressresistenz, Ihre Resilienz und Ihr Selbstbild verändert sich zum Guten.

YOGA-GEHEIMNIS

KÖRPERHALTUNG = GEISTESHALTUNG. UND UMGEKEHRT.

Das ist nicht wirklich schwer. Im Gegenteil. Das ist kinderleicht. Was man schon daran erkennt, dass Kinder es am besten können.

WAS KINDER NOCH KÖNNEN

Als ich fünf Jahre alt war, spielte ich mit meinen Kuscheltieren „Arztpraxis". Ich spielte die Tierärztin nicht, ich war die Tierärztin. Ich saß nicht wie eine Fünfjährige, sprach nicht wie eine Fünfjährige und atmete nicht wie eine Fünfjährige. Ich saß, sprach und atmete wie eine Tierärztin (genauer: wie das, was meiner damaligen Vorstellung von einer Veterinärin entsprach). Der springende Punkt: Solange ich das spielte, war ich eine andere Persönlichkeit, weil ich ein anderes Selbstbild annahm. Was spielten Sie gerne?

lready had it."

Alle Kinder spielen Rollenspiele. Sie nehmen in Körper- und Geisteshaltung die Rolle an, die sie simulativ leben, sozusagen Probe leben. Kinder können das sehr gut, Erwachsene nur noch in Ausnahmefällen. Kinobesucher verhalten sich zum Beispiel zehn bis 20 Minuten nach Ende einer Vorstellung in Habitus und Gestus ähnlich wie der Held des Films. Warum nur dann? In Kapitel 5 haben wir gelernt: Passt dir eine Situation nicht? Verändere dein Bild der Situation! Reframe! Jetzt lernen wir:

Yoga – Jetzt!
Ihnen passt Ihr Selbstbild nicht? Ändern Sie es. Wie? Mit „Act as if"!

Wie wollen Sie sein? Nein, im Ernst: Wer wollen Sie sein? Wollen Sie wirklich so sein, wie Sie im Augenblick sind? Wenn wir ehrlich sind, lautet die Antwort: Nein. Wir wollen nicht bleiben wie wir sind. Wir wollen anders sein!

Mutiger, großherziger, zielstrebiger, attraktiver, wortgewandter, selbstsicherer, resilienter, gelassener, leistungsstärker, schlagfertiger, standfester, beeindruckender, überzeugender, souveräner, charmanter, eleganter, imposanter, verständnisvoller, humorvoller, zuversichtlicher ... Welche Adjektive fallen Ihnen noch ein?

Yoga – Jetzt!
Notieren Sie geistig oder hier am Seitenrand alle Attribute Ihrer idealen Persönlichkeit!

Seien Sie unbescheiden! Halten Sie sich nicht zurück. Im Gegenteil. Lassen Sie Ihren Wünschen, Träumen und Idealvorstellungen freien Lauf. Alles ist erlaubt! Stellen Sie sich die ideale Persönlichkeit in allen Facetten vor. Und dann? Dann werden Sie dazu. Was hält Sie davon ab?

DIE IDEALE PERSÖNLICHKEIT

Nein, im Ernst: Was hält Sie davon ab, so zu sein, wie Sie schon immer sein wollten? Frauen sagen häufig: „Aber das wäre doch egoistisch!" Männer sagen: „Das bringe ich einfach nicht!" Was sind das? Richtig. Ausreden. Was fangen wir mit ihnen an?

„Make yourself stronger than your excuses."
Andreia Brazier

Erst einmal lassen wir die Ausreden da sein, weil wir wissen: Was wir im Äußeren bekämpfen, wird kleiner – was wir im Inneren bekämpfen, wird größer. Also lassen wir unsere Zweifel und Ausreden da sein, nehmen sie wahr, begrüßen sie, „beatmen" sie – und dann erinnern wir uns daran, dass das Leben kein Zustand, sondern eine Entwicklung, eine Reifung ist.

Eine der häufigsten Ausreden ist zum Beispiel: „Aber das bin ich einfach nicht! So bin ich nicht!“ Diese Ausrede ist am leichtesten mit Daseinlassen und Reifung zu überwinden: „Stimmt. So bist du nicht. Noch nicht. Deshalb machen wir die Übung: Damit du bald schon so sein wirst.“ Natürlich: So mit sich selbst zu reden, ist mutig. Es ist jedenfalls mutiger als das, was die meisten Menschen machen.

Die meisten Menschen mit schwachem Selbstbild verbessern dieses Selbstbild nicht, sondern flüchten in Kompensationshektik. Deshalb leisten sich so viele eigentlich ganz vernünftige Menschen eine neue Frisur oder eine neue Wohnzimmereinrichtung, ein Motorrad, eine blonde Geliebte (zehn Jahre jünger), ziehen um, trinken, spielen, arbeiten zu viel oder machen eine Fernreise um die halbe Welt. Weil sie es nicht mehr mit sich selbst aushalten. Weil sie mal aus der Haut fahren und jemand ganz anderes sein wollen – und dann landen sie in der Dom. Rep. und sind von der kaum vorhandenen persönlichkeitsverändernden Wirkung des teuren Fernurlaubs ziemlich enttäuscht. Warum?

Wie Jon Kabat-Zinn sagte: „Wherever you go, there you are!“ Man nimmt sich eben immer selber mit. Auch an die exotischsten Orte. Man kann nicht wirklich vor sich selbst fliehen. Was nützt mir die tollste Harley, wenn ich doch wieder selber draufsitze?

„Bitte nicht um eine leichte Bürde – bitte um einen starken Rücken.“ Theodore Roosevelt

Natürlich ist es einfacher und bequemer, zum Friseur zu gehen und auf den charakterbildenden Voodoo-Zauber einer Trendfrisur zu hoffen, als das eigene Selbstbild dort zu ändern, wo es sitzt: im und nicht auf dem Kopf. Deshalb gibt es auch sehr viel mehr Magazine mit Frisurentrends als Anleitungen zur Selbstveränderung. Falls Sie nicht der ernsthaften Auffassung sind, mit einer neuen Bluse jemand ganz anderes zu sein: In welcher Boutique kriegen Sie eine neue Persönlichkeit?

Sie brauchen keine Boutique. Sie haben Ihre Attributliste (s.o.), also alle Ingredienzen Ihrer Wunschpersönlichkeit, und Sie haben das Act-as-if-Prinzip (s.o.). Bringen Sie beides zusammen:

Yoga – Jetzt!
Wie verhält sich ein Mensch mit all Ihren Wunsch-Attributen? Vor allen Dingen: Wie hält er sich? Das heißt: Wie geht, steht, sitzt, spricht und lächelt er? Wie atmet und wie fühlt er sich? Emulieren Sie das!

Emulieren nennt man es, wenn man sich ein bestimmtes Vorbildverhalten möglichst originalgetreu aneignet. Das hat nichts Gekünsteltes an sich! Wenn wir uns wie wildgewordene Zicken oder arrogante Schaumschläger verhalten, fragen wir uns doch auch nicht, ob das „natürlich" oder „authentisch" ist. Nein, wir füllen die Rolle mit Gusto aus. Danach tut es uns meist leid. Ich garantiere Ihnen: Wenn Sie Ihre Wunschpersönlichkeit emulieren, wird es Ihnen nicht leid tun. Es befreit im Gegenteil, macht resilient und glücklich, endlich der oder die zu sein, der oder die Sie Ihr Leben lang sein wollten. Wer ist das?

WER WOLLEN SIE SEIN?

Viele wünschen sich, „unbesiegbar" zu sein oder „bei allen beliebt" oder „unter allen Umständen durchsetzungsstark". Greta zum Beispiel sagt: „Ich hasse es, wenn andere mich belehren. Ich hätte am liebsten immer Recht!" Wie sinnvoll sind solche Selbstbilder?

> ***„Today we will live in the moment, unless it's unpleasant, in which case we will eat a cookie."***
>
> ***Cookie Monster***

„Unbesiegbar" und „immer Recht haben" sind Elemente eines Selbstbildes, die absolut sind. Sie erheben den Anspruch, immer und überall zu gelten. Sich das zu wünschen, ist menschlich. Sein Selbstbild darauf aufzubauen, ist dagegen zum Scheitern verurteilt: Niemand ist unbesiegbar. Niemand hat immer Recht.

Yoga – Jetzt! Wählen Sie Ihr Selbstbild weise! Es wird den Rest Ihres Lebens bestimmen.

Denken Sie nach, bevor Sie Ihr Selbstbild gestalten. Was bei diesem Nachdenken herauskommt, zeigen einige Erkenntnisse meiner KursteilnehmerInnen (an dieser Stelle nochmals herzlichen Dank):

- **„Eigentlich möchte ich kein Berg sein, sondern wie Schilfgras, das nach jedem Sturm wieder aufsteht."**
- **„Ich möchte nicht unbesiegbar sein. Ich möchte jemand sein, der sich wie Bruce Willis nach jedem Niederschlag**

aufrappelt, sich den Staub aus den Kleidern klopft und mit einem lockeren Spruch unbeirrt weitermacht."

- **„Ich möchte nicht hartnäckig sein, denn ich will keinen harten Nacken – wegen meiner Nackenschmerzen bin ich im Yoga. Ich möchte lieber beharrlich sein, standfest."**
- **„Ich muss nicht immer Recht behalten. Aber ich möchte immer den Mut haben, meine Meinung zu artikulieren."**
- **„Ich möchte nicht unverletzbar sein – dann wäre ich gefühlstot. Ich möchte jemand sein, der mit allen Verletzungen des Lebens klug und mitfühlend umgeht."**
- **„Früher wünschte ich, niemals mehr Probleme zu haben. Heute wünsche ich, immer besser, schneller und konstruktiver mit ihnen fertigzuwerden."**
- **„Ich will nicht jemand sein, der niemals Angst hat, weil es das nicht gibt. Ich möchte jemand sein, der mit seiner Angst mutig, verständnisvoll und willensstark umgeht."**

Das sind schöne Selbstbilder – und absolut realistisch. Sie verstoßen gegen keine Naturgesetze. Menschen, die sich solche Selbstbilder malen, können zu dem werden, was sie sich ausmalen. Wie?

WIE WIR WERDEN

Foster und Hicks schrieben den Bestseller „How we choose to be happy". Darin weisen sie nach, dass glückliche Menschen nicht einfach mehr Glück haben, sondern irgendwann beschlossen haben, mit allem, was sie tun und sagen, auch ihr persönliches

Glück zu verfolgen. Das funktioniert ebenso gut mit der eigenen Persönlichkeit:

ALLES, WAS SIE ZUR IDEALPERSÖNLICHKEIT BENÖTIGEN, IST DER FORTWÄHREND BESTÄRKTE BESCHLUSS UND REGELMÄSSIGES ALLTAGSTRAINING.

YOGA-GEHEIMNIS

Das ist das Trainingsprinzip. Wir wenden es auf Bauch, Beine, Po, Sixpack und Ausdauer an. Aber es funktioniert genauso gut mit Stressresilienz, Standhaftigkeit und Idealpersönlichkeit. Wer wollen Sie sein? Gut. Was machen Sie gerade? Lesen, zum Beispiel. Okay, dann: Wie liest jemand mit Ihrer Idealpersönlichkeit? Was denkt sie? Was fühlt er? Wie atmet sie? Wie hält er Arme und Hände? Vor allem: Was macht die Mimik? Richtig: Sie zeigt das Yoga-Lächeln.

„Peace begins with a smile."

Mutter Teresa

Wenn Sie die Emulation Ihrer Idealpersönlichkeit jeden Tag auch nur zweimal zwei Minuten praktizieren, garantiere ich Ihnen signifikante Persönlichkeitsveränderungen schon innerhalb der ersten Woche. Noch viel schneller geht es, wenn Sie bei jeder sich bietenden Gelegenheit Alltags-Yoga machen:

Hört sich seltsam an? In der Tat. So eine Übung hat man uns nicht an der Wiege gesungen und auch unsere Eltern, Lehrer und Vorgesetzten haben sie uns vorenthalten. Macht nichts. Jetzt wissen Sie ja, wie Charakterbildung funktioniert. Bilden Sie! Sich. Werden Sie zu dem, der Sie immer sein wollten. Werden Sie Ihr eigenes (Kunst)Werk.

Yoga – Jetzt!

Sie stehen oder sitzen so oft jeden Tag „unnütz" herum: im Aufzug, an der Ampel, im Wartezimmer, im Meeting. Nutzen Sie die Zeit! Machen Sie Selbstbild-Yoga: Wie sitzt, atmet, denkt, fühlt ein Mensch mit Ihrer Idealpersönlichkeit? Versuchen Sie, so viele Charakterzüge, Empfindungen und Verhaltensweisen wie möglich zu verkörpern. Übrigens: Wie sitzen Sie gerade? Genauer: Wer sitzt und liest das Buch? Und wer möchten Sie lieber sein? Was ändert sich? Wie? Wie fühlt sich das an?

YOGA-GEHEIMNIS

WIR SIND NICHT (NUR) DAS PRODUKT UNSERER UMWELT, UNSERER FÄHIGKEITEN, GEDANKEN, UNSERER ABSICHT ODER UNSERES WILLENS. WIR SIND SEHR VIEL STÄRKER DAS WERK UNSERER VORSTELLUNG – WENN WIR DIESE NUR OFT ODER INTENSIV GENUG EINSETZEN.

Das tun wir in der Regel nicht. Wir schauen lieber Fernsehen: Unsere Kultur ist auf Vorstellungsarthrose ausgelegt. Die meisten Freizeitbeschäftigungen killen unsere Vorstellungskraft, von unseren Jobs ganz zu schweigen. Wir bringen unseren Kindern so viele nützliche Zivilisationstechniken bei: Lesen, Schreiben, Rechnen. Visualisieren, Konzipieren, Szenarieren und mit der Kraft der Vorstellung Berge zu versetzen gehören nicht dazu. Wie grausam. Aber: Geschenkt!

Denn selbst wenn Ihre Vorstellungskraft wegen unglücklicher Umstände auf die Größe eines Senfkorns reduziert wurde: Das reicht schon! Dieses Senfkorn ist der Samen einer neuen Identität – gießen Sie Wasser drauf und lassen Sie sie aufblühen, groß und stark werden! Wie? Mit Alltags-Yoga. Stellen Sie sich schon beim Aufstehen, beim Frühstück und bei jeder nachfolgenden Tätigkeit vor: Wie steht mein Idealmensch auf? Wie duscht er? Wie klopft er das Frühstücksei auf? Welche Eigenschaften werde ich heute ausleben? Wiederholen Sie diese Fragen bei Ihren morgendlichen Asanas. Im Auto oder in der S-Bahn. Wenn Sie an den Arbeitsplatz kommen. Jedes Mal, bevor Sie eine neue Datei am PC öffnen. Vor dem Essen. Beim Essen ...

Sie können sein, wer Sie sein wollen. Können Sie sich das vorstellen? Wenn ja, werden Sie es bald schon sein.

DIE SCHRITTE	DIE WIRKUNG	DIE MITTEL
1. Schritt: Spüren!	Glücklich, erfolgreich und zufrieden.	Alles spüren, wahrnehmen, begrüßen, was da ist.
2. Schritt: Atmen!	Gelassen, zentriert, voller Kraft – auch im dicksten Stress.	Bewusstes Atmen, Atempause, Feueratem.
3. Schritt: Loslassen!	Innerlich frei, zwanglos, authentisch und voller Energie.	Keine Vergleiche und Bewertungen! Anspannung spüren, tief ausatmen, Muskeln entspannen, Antreiber loslassen!
4. Schritt: Sei gut zu dir!	Erfüllung der tiefsten Wünsche, starkes Selbstwertgefühl, Unabhängigkeit von äußerer Anerkennung und Erfolgen.	Sei freundlich zu dir, insbesondere zu deinen „Schwächen". Respektiere deine Grenzen.
5. Schritt: Perspektivwechsel!	Leichter, schneller, einfacher voran!	Erkenne unbewusste Sichtweisen und probiere bewusst andere aus!

DIE SCHRITTE	DIE WIRKUNG	DIE MITTEL
6. Schritt: Freu dich!	Der „Happiness Advantage“ ist ein Glücks- und Erfolgs-Turbo!	Das innere Yoga-Lächeln.
7. Schritt: Vertraue!	Schneller, leichter zum Erfolg und mehr Gelassenheit.	Unbedingtes Selbstvertrauen.
8. Schritt: Bleib standhaft!	Unerschütterlichkeit, Stressresilienz, volle Entfaltung der eigenen Potenziale.	Standfestes Selbstbild, Idealpersönlichkeit, Alltags-Yoga.

„Denn das ist eben die Eigenschaft der wahren Aufmerksamkeit, dass sie im Augenblick das Nichts zu allem macht."

Goethe in: Wilhelm Meisters Wanderjahre

„Es ist schwer, das Glück in uns zu finden, und es ist ganz unmöglich, es anderswo zu finden."

Nicolas de Chamfort

Leben ist Yoga

WAS ERWARTEN SIE VOM LEBEN?

Was ist der Sinn des Lebens? Das Geheimnis des Glücks? Diese drei Fragen haben eine Gemeinsamkeit: Sie werden nicht gestellt.

WER NICHT FRAGT, BEKOMMT KEINE ANTWORT.

YOGA-GEHEIMNIS

Sie werden nicht gestellt, weil wir uns der Illusion hingeben, die Antworten bereits zu kennen: Mit 18 geht das echte Leben los. Beim nächsten Mann, beim nächsten Job wird alles besser. Das zweite Kind rettet unsere Ehe. Ich brauche jetzt eine Zigarette (einen Kaffee, einen Drink, Schokolade, ein freies Wochenende, endlich Urlaub, eine größere Wohnung ...). Und tatsächlich: Nach der Geburt der Tochter streiten sich die Ehepartner nicht mehr – vier Wochen lang. Dann geht der alte Stress wieder los. Mit dem ersten Zug an der Zigarette werde ich tatsächlich ruhiger – 20 Minuten später zünde ich mir die nächste an, weil der Effekt nicht länger vorhält. Warum nicht?

YOGA-GEHEIMNIS

SCHEINLÖSUNGEN FÜR SINN- UND GLÜCKSFRAGEN ERKENNEN SIE AN IHREN HILFSMITTELN. ECHTE LÖSUNGEN BRAUCHEN KEINE.

Das meinte Nicolas de Chamfort: Wer Hilfsmittel wie einen Urlaub, eine Beziehung oder den Traumjob braucht, um Ruhe, Glück, Sinn und Zufriedenheit zu finden, findet nur kurzfristig

Befriedigung. Dauerhafte Lösungen kommen ohne Hilfsmittel aus. Nur wenige wissen das. Was heißt „wenige"? Es heißt: über 3,3 Prozent.

So hoch schätzt der Bundesverband der Yogalehrenden (BDY) aktuell den Anteil regelmäßig Yoga treibender Deutscher.[5] Das sind immerhin 2,6 Millionen. Grob gesagt jene Menschen, die glauben, dass man auch ganz ohne modische Hilfsmittel, Statussymbole und Konsumkompensationskrücken ein glückliches und sinnerfülltes Leben führen kann (abzüglich jener, die bloß rumturnen; zuzüglich jener, die außerhalb von Yoga zu dieser Erkenntnis gelangen). Yoga hilft. Yoga spendet Sinn, Glück, Zufriedenheit und Gesundheit. Das ist weder Behauptung noch Hoffnung. Das ist amtlich, das heißt durch Studien belegt. Betrachten wir einige Studienergebnisse.

YOGA HILFT UND HEILT: STUDIENERGEBNISSE

Yoga ist wirkungsvoller als Kompensationskrücken. Deshalb entspannt und entstresst es zum Beispiel auf Dauer nicht nur gesünder als die Nikotinsucht, sondern auch effektiver als Zigaretten. Wer regelmäßig Yoga übt, erhöht bereits nach sieben Tagen deutlich die Wahrscheinlichkeit, erfolgreich das Rauchen aufzugeben, fand die University of Exeter heraus.[6] Das liegt unter anderem daran, dass regelmäßiges Yoga (eine Wochenstunde zählt bereits als „regelmäßig") den GABA-Wert im Blut erhöht (Gamma-Amino-Buttersäure). Das ist ein Neurotransmitter, der das Angst- und Stressempfinden reduziert (also genau das, was wir mit der

Zigarette und anderen Stimuli zu erreichen versuchen). In der Studie stieg der GABA-Wert nach jeder Yogastunde im Schnitt um 27 Prozent.[7] Entspannungsreaktion, Glücksgefühl und Wohlfühleffekt von Yoga lassen sich also direkt im Blut nachweisen. Topmanager nutzen diesen Effekt.

> „Drogen und Alkohol sind was für Anfänger. Wer wirklich cool ist, zieht sich die Realität rein."
> *Irgendwo auf Facebook*

Beim Automobilhersteller Daimler zum Beispiel nahmen Mitarbeiter 14 Wochen lang für eine Stunde wöchentlich an einem Yogakurs teil. Das brachte ihnen eine wesentliche Verbesserung ihrer Entspannungs- und Erholungsfähigkeit und einen deutlichen Rückgang von allgemeinen Beschwerden und Stressbelastung.[8] Das gilt nicht nur für Erwachsene, sondern auch für Kinder. Bei Kindern zum Beispiel, bei denen ADHS diagnostiziert wurden, stellte die University of North Carolina durch Yoga eine deutliche Verbesserung des oppositionellen Verhaltens, von emotionaler Labilität und Impulsivität fest.[9] Das ist relativ neu. Altbekannt dagegen sind die positiven Auswirkungen von Yoga auf die physische Gesundheit (was wiederum das mentale Wohlbefinden stärkt).

Nach einer Studie der Universität York zum Beispiel litten Patienten mit chronischen Rückenschmerzen nach 12 Wochen regelmäßigen Übens unter deutlich weniger Schmerzen,[10] wobei Yoga sogar besser hilft als klassisches Stretching.[11] Aus einer Studie der Berliner Charité geht hervor, dass Yoga auch wirksamer als die übliche Rückenschule ist.[12] Eine vergleichbare Besserung erfuhren chronisch Magenkranke im

District Hospital Grantham, die über zwölf Wochen drei Stunden wöchentlich Yoga praktizierten.[13]

Asthmakranke erlebten in einer Studie des American College of Sports schon bei nur zweieinhalb Stunden Yoga pro Woche spürbare Linderung von ihrem Leiden.[14] Ähnliche Ergebnisse erzielte die Rajastan-Universität bei Migränepatienten.[15] Auch andere Medikamente werden durch Yoga überflüssig: Wie drei Forscher der Eliteuniversität Yale bei einer Analyse von zwölf Studien herausfanden, senkt Yoga den Blutdruck so effektiv, dass die Probanden ihre Medikamentendosis stark reduzieren konnten.[16]

Diese und viele andere Studien belegen, was Ihnen und mir schon lange klar ist: Yoga macht gesund. Körperlich. Auch geistig und seelisch?

NICHT HÜHNERSUPPE, SONDERN YOGA FÜR DIE SEELE

Die University of California fand heraus, dass Yoga die messbare Aggression, Depression und Anspannung von Probanden in Stresssituationen deutlich stärker verringert und darüber hinaus sich positiver auf ihre Vitalität auswirkt als Ausdauersportarten: Yoga als Stresskiller.[17]

Wie gut Yoga gegen Stress wirkt, untersuchten kalifornische Forscher genauer.[18] Sie leiteten Frauen in Hochstresssituationen (Pflege von angehörigen Alzheimerpatienten) dazu an, täglich für nur zwölf Minuten ein sanftes Yogaprogramm mit meditativen

Atemübungen einzuschieben. Nach acht Wochen hatten diese Hochleister des Pflegealltags im Vergleich zur Kontrollgruppe, die täglich zwölf Minuten lang Entspannungsmusik hörte, weniger depressive Symptome bei gleichzeitig höheren Werten für kognitive Leistung und mentale Gesundheit. Ihre Entzündungswerte waren niedriger, ihr Immunsystem also weniger angegriffen, wodurch die Produktion von Immunprotein höher und die Zellalterung schwächer war. Übrigens: Was machen Sie in Ihrer Mittagspause oder nach Feierabend? Entspannen?

Der Buddhismus weiß das seit viertausend Jahren, wie die meist falsch zitierte Anekdote demonstriert:

YOGA-GEHEIMNIS
DIE SOGENANNTE ENTSPANNUNG ENTSPANNT OFT NICHT WIRKLICH. JEDENFALLS NICHT ANNÄHERND SO GUT WIE YOGA.

„Was machst du, um dich zu entspannen?", fragte der Schüler seinen Meister.
„Nichts", erwiderte der Meister. „Wenn ich gehe, gehe ich. Wenn ich esse, esse ich, und wenn ich schlafe, schlafe ich."
„Das tun doch alle", meinte der Schüler.
„Eben nicht", antwortete der Meister.
Buddhistische Anekdote

Interessant, nicht? Wie diese kleine Anekdote unsere westliche Lebensweise auf den Kopf stellt: Wir stressen uns durch den Tag, um feierabends, wochenends und im Urlaub dann zu entspannen, uns zu erholen, wieder zu uns zu kommen, wieder zu Kräften zu kommen. Nicht, weil unsere Arbeit so anstrengend wäre, sondern weil wir falsch arbeiten: unaufmerksam. Wir surfen im Internet, während wir TV gucken. Wir sorgen uns und tippen E-Mails, während wir eigentlich arbeiten. Wir scannen, was sonst noch so in der Kantine los ist, während wir mit Kollegen reden. Wir räumen die Spülmaschine aus, während wir mit unserer besten Freundin telefonieren. Wir gehen geistig die Einkaufsliste durch, während uns der Partner von seinem Arbeitstag erzählt. Multitasking sei Dank: Wir sind so gut wie nie präsent (siehe Kapitel 1), sondern immer schön abgelenkt. Entfremdung ist für uns kein Stressfaktor, sondern Lebenszweck.

YOGA-GEHEIMNIS

ANSTRENGENDE ARBEIT IST NICHT ANSTRENGEND. ENFREMDETE ARBEIT RAUBT UNS DIE ENERGIE.

Weil wir nicht „bei der Sache" sind, ermüden wir. Weil wir bei der Arbeit nicht an die Arbeit, sondern an den Zieldruck denken, erschöpft uns die Arbeit. Das erkennen wir an Hobbys, die hundert Mal „anstrengender" sind als „Arbeit" (Marathon, Triathlon, Häuslebau, Yoga ...), die uns aber nicht halb so erschöpfen wie unsere Arbeit. Weil wir beim Hobby voll bei der Sache sind und alles spüren, was da ist. Dieses „Präsentsein beim Arbeiten" gelingt uns umso leichter, je öfter wir es mit „Präsentsein beim Yoga" trainieren. Aber wer so Yoga macht wie er/sie arbeitet – mit den Gedanken, Gefühlen und der Aufmerksamkeit ganz woanders – der ermüdet bei beidem, weil er nie der einzigartigen Entspannungsreaktion ungeteilter Aufmerksamkeit teilhaftig wird.

Diese Entspannungsreaktion beim (aufmerksam ausgeübten) Yoga ist übrigens so stark, dass sie in einer Studie der University of California nach drei Monaten täglichen Übens plus Spaziergängen plus vegetarischer Ernährung die Krebs-Gene von 30 Prostatakrebspatienten acht Mal stärker gehemmt hatte.[19] Selbst bei posttraumatischen Belastungsstörungen setzte die Harvard Medical School auf Yoga und erreichte damit nach sechs Wochen eine deutliche Besserung der Symptomatik aus Schlaflosigkeit, Alpträumen und Flashbacks.[20] Die Berliner Charité weiß auch, warum.

Sie stellte fest, dass sich die Gehirne von extrem gestressten Menschen nach acht Wochen täglich halbstündiger Meditation – quasi Yoga ohne Asanas – unter der funktionalen Magnetresonanzbildgebung stark verändert hatten: Die für Gedächtnis, Lernen und Emotionskontrolle zuständigen Hirnregionen hatten ebenso deutlich zugenommen wie die Dichte der grauen Zellen.[21] Bei langjährig Meditierenden stellte man sogar fest, dass die altersbedingte Abnahme der frontalen Großhirnrinde ausblieb:[22] Ein meditierendes Hirn bleibt bis ins hohe Alter jung. Yoga als Jungbrunnen. Das ist phantastisch! Aber nicht genug. Wir wollen mehr.

WIR WOLLEN MEHR: YOGA ZU GLÜCK UND SINN

Die eben diskutierten überragenden Vorteile von Yoga für körperliche und geistige Gesundheit sind beeindruckend. Sie beeindrucken auch Sebastian.

Sebastian ist Vorstandsmitglied eines deutschen Konzerns und baut gerade für 700 Millionen Euro ein neues Werk in Brasilien. Die brasilianischen Bauarbeiter streiken, die Gewerkschaft heizt Sebastian ein, die Kosten laufen davon und eben hat ihn sein Aufsichtsratschef angebrüllt: „Sie ruinieren uns noch alle mit Ihrem brasilianischen Abenteuer!“ Sebastian ist innerlich auf 180, sein Blut überschwemmt mit einem toxischen Cocktail aus giftigen Stresshormonen. Er sagt: „Ohne meine abendliche halbe Stunde auf der Yogamatte könnte ich diese superanstrengenden 16-Stunden-Tage nicht durchstehen.“ Doch weil er Hochleister und Spitzenmanager ist, stellt er die Frage, die nur wenige Menschen stellen: „Aber warum muss ich damit bis zum Abend warten? Kann ich nicht sofort Yoga machen, wenn der Aufsichtsrat mich anbrüllt? Gibt es nicht auch ein Spontan-Interventions-Yoga, ein Rapid Response Yoga?“ Gibt es. Und Sie kennen es bereits.

Wenn der Vorgesetzte (oder sonstwer) Sie anbrüllt, wenn die Kinder quengeln und der Verkehr staut, dann nützt Ihnen weder die Erinnerung an die letzte noch die Vorfreude auf die nächste Yoga-Sitzung wirklich viel. Dann rettet Sie Sofort-Yoga.

Yoga ist immer und überall. Auch jetzt. Machen Sie?

Wie geht das? Das wissen Sie: mit acht Schritten. Diese acht Schritte beenden/reduzieren jeden Stress mit sofortiger Wirkung und stellen umgehend Ihre Spitzenleistungsfähigkeit, Ihr Wohlbefinden, Gelassenheit, Ausgeglichenheit, Glücksgefühl und Sinnhaftigkeit wieder her. Wenn das so einfach ist, warum machen das dann nicht alle? Weil das aus dem Stand so gut wie nicht erlernbar ist. Dazu braucht man die Asanas:

YOGA-GEHEIMNIS

WENN UND SOBALD DIE ACHT SCHRITTE AUF DER YOGAMATTE FUNKTIONIEREN, FUNKTIONIEREN SIE AUCH IMMER BESSER IM ALLTAG.

Acht Schritte und der Stress ist weg? Das ist zwar toll, aber das ist vielen zu viel. Wenn wir total gestresst sind, fallen uns doch keine acht Schritte mehr ein! Mit viel Glück fallen uns noch drei ein. Guter Einwand. Genau aus diesen drei besteht Turbo-Yoga.

RAPID RESPONSE YOGA

Die drei Turbo-Schritte kennen Sie bereits. Es sind die ersten drei unserer acht Schritte. In der imperativen Kurzform:

1. **Spüren!**
2. **Atmen!**
3. **Loslassen!**

In der Langform, zum besseren Verständnis:

1. **Spür den Stress – und alles andere auch: Körper, Gedanken, Gefühle und vor allem Atem.**
2. **Atme bewusst, langsam und tief aus.**
3. **Denk beim Einatmen „Lass!" und beim Ausatmen „Los!"**

Einfaches Rezept? Hoffentlich haben Sie das eben nicht gedacht. Denn Menschen, die das denken, denken meist reflexhaft auch: „Das ist so einfach, das krieg ich automatisch hin!“ Das ist falsch.

YOGA-GEHEIMNIS

AUCH UND GERADE DIE EINFACHEN, „TRIVIALEN“ REZEPTE FUNKTIONIEREN NUR DANN, WENN SIE DIESE TRAINIEREN.

Wann? Natürlich vor dem nächsten Stressüberfall. Also wann? Richtig: zum Beispiel jetzt. Machen Sie mal! Wie lange? Keine fünf Minuten, keine zwei Minuten, noch nicht einmal eine Minute: Zwei Atemzüge reichen schon. Spüren, Atmen, Loslassen. Schaffen Sie das? Sind Sie sich das wert? Jetzt? Das wäre schön, nützlich und hilfreich. Denn mit diesem simplen Rezept kommen Sie durch den ganzen Tag, jeden Tag, jede Woche, das ganze Leben. Und je mehr und öfter Sie das üben, desto besser funktioniert das auch, wenn der nächste Stress kommt.

Wecker kaputt, morgens verschlafen? Statt spontaner Stressattacke: spüren – atmen – loslassen. Sie haben danach immer noch verschlafen – aber ihr Verstand ist jetzt nicht mehr mit Stresshormonen geflutet, sondern so klar, dass Sie den Rückstand binnen kürzester Zeit aufholen und ihm nicht den ganzen Tag hinterherrennen müssen.

Am Frühstückstisch – der Partner ist grantig, genervt, streitsüchtig. Statt: Aggressiv werden – Anzicken – Streiten machen Sie heute mal: Spüren – Atmen – Loslassen. Der Partner ist danach immer noch grantig. Doch im Gegensatz zur „normalen" Morgenroutine reagieren Sie nicht mehr so intensiv auf seine Laune – und auch der Partner eskaliert nicht mehr wie früher, seinen Spiegelneuronen sei Dank.

Sie bekommen vom Chef das ultimative Mammutprojekt aufgebrummt? Spüren – Atmen – Loslassen. Danach ist das Projekt immer noch eine Zumutung, aber Sie sind cool wie Bruce Willis („Yipieyayeah, Schweinebacke!") und nur wer cool bleibt, macht Unmögliches möglich. Spitzensportler, Topverhandler, Spitzencoaches und Topmanager praktizieren diese Art von Aufmerksamkeitsvertiefung. Deshalb sind sie so gut. Sie sind nicht nur physisch, sondern auch mental stark. Wie werden auch Sie so stark? Mit ubiquitärem Training.

UBIQUITÄR PRAKTIZIEREN: YOGA IST IMMER UND ÜBERALL

Yoga ist nicht alles. Aber alles ist Yoga – wenn Sie möchten. Dann gilt: Das ganze Leben ist Yoga! So sollte es sein:

- **Es sollte nicht darum gehen, zehn Stunden durchs Leben zu stressen und dann abends eine Stunde Yoga einzulegen. Das hilft zwar Stress ab- und Resilienz aufzubauen.**
- **Doch die Abwesenheit von Stress bedeutet nicht automatisch die Anwesenheit von Glück und Sinn.**

Dazu braucht es etwas mehr.

- **Wahres Yoga bedeutet: Lebe das, was du auf der Matte lebst, auch im Alltag, im ganzen großen Rest vom Leben.**

Wer Yoga nur auf der Matte macht, macht zwar Yoga, aber nicht das ganze Yoga. Yoga geht auch im Aufzug, im Büro, im Meeting, hinterm Steuer, an der Kasse, unter der Dusche und im dicksten Stress – weil wir es da am nötigsten haben. Yoga macht unser ganzes Leben besser. Viele Menschen möchten das nicht. Sie möchten Stress. Weil Stress für sie Statussymbol ist. Weil sie glauben, wichtig zu wirken und/oder bemitleidet zu werden, wenn sie „wieder mal total gestresst" sind. Weil Stress in unserer etwas kranken Gesellschaft sozialen Status verleiht und als Charakterersatz gilt:

„Ich stresse, also bin ich (wer)."
Descartes in Zeiten der Sinn-Stress-Substitution

Ich möchte niemandem den Charakterersatz streitig machen. Wer mit einem Ersatzleben zufrieden sein kann ... Ich vermute, Sie können und wollen es nicht – sonst würden Sie dieses Buch nicht lesen. Sie wollen keinen Ersatz. Sie wollen das echte Leben. Das können Sie haben.

DAS ECHTE LEBEN

Inzwischen sollte selbst dem Zivilisationsverblendetsten aufgefallen sein, dass unser Narrenschiff auf dem falschen Kurs ist: Mehr

ist nicht mehr. Mehr ist immer weniger. Weniger ist mehr. Dieses Mehr durch weniger erreichen Sie mit Yoga. Ich muss zum Beispiel meinem Partner nicht noch mehr Argumente an den Kopf werfen, die er doch nicht hören will. Indem ich mich auf Spüren, Atmen, Loslassen fokussiere, rede ich weniger – und die Beziehungskrise kommt sehr viel schneller, leichter und friktionsärmer zu einer besseren Lösung, wie jeder Paartherapeut weiß.
Leider sind wir schon so mehrsüchtig, dass wir das Weniger verlernt haben. Die drei/acht Schritte lehren es uns wieder. Was machen Sie übrigens gerade? Spüren, Atmen, Loslassen hoffe ich. Was spüren Sie dabei? Jede Menge wette ich. Wie nennt man diese Menge? Man nennt sie das achtsame Leben. Oder auch: Präsenz.

„Die Dinge loszulassen bedeutet nicht, sie loszuwerden. Sie loslassen bedeutet, dass man sie dasein lässt.“ Jack Kornfield

„The ability to be in the present moment is a major component of mental wellness.“
Abraham Maslow

Im Maslow'schen Sinn sind Stress, Sorgen, Verdrängung und (Über-) Kompensation Zeichen von Geisteskrankheit. Das gesunde, echte, ganze, sinnerfüllte, glückliche Leben ist nur möglich, wenn wir präsent sind. Ganz präsent. Das heißt mit allen Gefühlen, Gedanken und Wahrnehmungen. Das schaffen wir nur, wenn wir spüren, atmen, loslassen. Immer und immer wieder. Bis es uns zur zweiten Natur wird. Gelingt uns das nicht, passiert das, worüber der Dichter sagt:

> „Die meisten Menschen führen ein Leben in stiller Verzweiflung."
> Henry David Thoreau

Weil sie zwar ein Cabrio als Drittwagen und ein schönes Haus haben, aber nicht mehr präsent genug sind, um beides auch genießen zu können – deshalb flüchten sie ins Mehr. Der Weg zu Glück und Sinn liegt nun nicht im Verkauf von Cabrio und Haus, sondern in der Präsenz:

„Tut alles mit ganzer Aufmerksamkeit."
Paramahansa Yogananda

„Die Hingabe an das, was ist, ist die befreiendste Erfahrung, die wir machen können."   Mike Hellwig

Wer spürt, atmet, loslässt, wird automatisch präsent, weil er/sie zur eigenen Mitte und zur ungeteilten Aufmerksamkeit zurückkommt – auch mit Job, Haus, Zweitwagen, zwei Kindern ... Aus dieser erspürten, eratmeten und befreiten Aufmerksamkeit entsteht das echte Leben:

> „Zen ist nichts Aufregendes, sondern die ungeteilte Konzentration auf deine alltäglichen Aufgaben."
> Shunryu Suzuki

Diese ungeteilte Aufmerksamkeit ist der Schlüssel zu Sinn und Glück:

YOGA-GEHEIMNIS

DAS ECHTE LEBEN KOMMT NICHT PER POSTBOTE ODER GEHALTSCHECK. ES IST AUCH NICHT „DORT DRAUSSEN“. ES EXISTIERT ÜBERHAUPT NICHT. ES KANN NUR ENTSTEHEN. ES ENTSTEHT, SOBALD SIE IHRE UNGETEILTE AUFMERKSAMKEIT AUF ETWAS RICHTEN. IRGENDETWAS. DANN ERBLÜHT AUS EINEM SANDKORN EIN GANZES UNIVERSUM.

Schon Goethe wusste das, als er (s. Eingangszitat) darauf hinwies, dass „wahre Aufmerksamkeit (...) im Augenblick das Nichts zu allem macht.“ Goethe, ein Yogameister, wer hätte das gedacht? Er wusste: Sobald wir unsere volle Aufmerksamkeit (Spüren – Atmen – Loslassen) auch nur auf etwas ganz Kleines, selbst auf das Nichts richten, gelangen wir erst im Hier und Jetzt, im Augenblick an – und ein ganzes Universum eröffnet sich uns. Kinder können das noch. Sie können einen Krabbelkäfer stundenlang anstarren, berühren, anhauchen, sich von ihm kitzeln lassen und nur Banausen (von denen es reichlich gibt) nehmen an, dass das an dem Käfer liege. Es liegt nicht an ihm. Es liegt an der kindlichen, ungebrochenen, unverdorbenen, unverfälschten, unverzettelten, gebündelten Aufmerksamkeit, die wie ein Laserstrahl die Atome der fassbaren Welt aufknüpft und dahinter die totale sinnliche Erfahrung spürbar macht. Kinder leben im unerschöpflichen Reichtum des Augenblicks. Auch Dagobert Duck beherrscht diese Kunst des Augenblicks (deshalb lebt er in einem Kinder-Comic).

Er hortet sein Geld nicht einfach nur im Speicher, wo es sich seiner Aufmerksamkeit und seiner sinnlichen Wahrnehmung entzieht und ihn damit trotz aller Fülle nicht glücklicher macht. Nein, er springt in das Meer seiner Dukaten, er badet in Münzen, er gurgelt mit Groschen, er schenkt seinen Schätzen seine ungeteilte, kindliche, sinnliche, körperliche Aufmerksamkeit. Das ist Glück. Das ist Sinn. Das ist Ruhe und Frieden. Spüren, Atmen, Loslassen. Anfänger machen das so. Fortgeschrittene gehen noch einen Schritt weiter. Genauer: fünf Schritte.

DAS GLÜCK DER AUTONOMIE

Wie merken Sie, dass Sie kein Anfänger, sondern ein(e) Fortgeschrittene(r) geworden sind? Daran, dass Sie die drei Turbo-Schritte so gut „draufhaben", dass es Sie fast automatisch oder aus Neugier und Spieltrieb zu mehr drängt: Sie integrieren auch die anderen Schritte.

DIE SCHRITTE	DIE WIRKUNG	DIE MITTEL
1. Schritt: Spüren!	Glücklich, erfolgreich und zufrieden.	Alles spüren, wahrnehmen, begrüßen, was da ist.
2. Schritt: Atmen!	Gelassen, zentriert, voller Kraft – auch im dicksten Stress.	Bewusstes Atmen, Atempause, Feueratem.
3. Schritt: Loslassen!	Innerlich frei, zwanglos, authentisch und voller Energie.	Keine Vergleiche und Bewertungen! Anspannung spüren, tief ausatmen, Muskeln entspannen, Antreiber loslassen!
4. Schritt: Sei gut zu dir!	Erfüllung der tiefsten Wünsche, starkes Selbstwertgefühl, Unabhängigkeit von äußerer Anerkennung und Erfolgen.	Sei freundlich zu dir, insbesondere zu deinen „Schwächen". Respektiere deine Grenzen.
5. Schritt: Perspektivwechsel!	Leichter, schneller, einfacher voran!	Erkenne unbewusste Sichtweisen und probiere bewusst andere aus!

DIE SCHRITTE	DIE WIRKUNG	DIE MITTEL
6. Schritt: Freu dich!	Der „Happiness Advantage" ist ein Glücks- und Erfolgs-Turbo!	Das innere Yoga-Lächeln.
7. Schritt: Vertraue!	Schneller, leichter zum Erfolg und mehr Gelassenheit.	Unbedingtes Selbstvertrauen.
8. Schritt: Bleib standhaft!	Unerschütterlichkeit, Stress-Resilienz, volle Entfaltung der eigenen Potenziale.	Standfestes Selbstbild, Idealpersönlichkeit, Alltags-Yoga.

Schreiten Sie und spüren Sie. Spüren Sie, was sich verändert, wenn Sie die einzelnen Schritte tun. Spüren Sie den Sinn des Lebens und das Glück der Autonomie – ein uraltes Konzept, das in unseren Tagen der Heilsversprechung via Kompensationskrücken oft übersehen wird:

„Es ist unmöglich, dass einer nicht am glücklichsten ist, wenn er ganz von sich selbst abhängt und in sich allein alles hat."
Marcus Tullius Cicero

Auch die alten Griechen wussten das:

„Der Geist, der sich gewöhnt, seine Freuden aus sich selbst zu schöpfen, ist glücklich." Demokrit

Die klügeren Köpfe unter uns haben das in die Neuzeit gerettet:

**„Deine erste Pflicht ist, dich selbst glücklich zu machen."
Ludwig A. Feuerbach**

**„Es gibt ein erfülltes Leben trotz vieler unerfüllter Wünsche."
Dietrich Bonhoeffer**

**„Wenn wir Freude am Leben haben,
kommen die Glücksmomente von selber." Ernst Ferstl**

**„Das Glück gehört jenen, die sich selbst genügen."
Arthur Schopenhauer**

Sehr kompakt drückte es ein römischer Kaiser aus:

**„Vergiss nicht – man braucht nur wenig,
um ein glückliches Leben zu führen."
Marc Aurel**

Uns auf dieses Wenige, auf das wenige Wesentliche zurückzubesinnen, das alleine von uns selbst abhängt und allein in uns selbst schlummert, und diese Rückbesinnung täglich immer und immer wieder zu wiederholen, bringt uns dem inneren Frieden und unserer ursprünglichen Kraft und Gelassenheit mit jedem neuen Anlauf näher.

Wir werden ruhiger, gelassener, kraftvoller, zentrierter, bleiben öfter bei uns selbst, in der Ruhe, in der Mitte, in der Kraft. Wir machen unseren Frieden mit uns und mit der Welt und tragen damit auch zu einem friedvollen Miteinander in der Welt bei. Das Gefühl für tiefes Glück und Sinnhaftigkeit in unserem Leben wird mit jedem neuen Anlauf, jedem neuen Tag stärker. Das ist Sinn, Zweck und Übung des Weges, den wir in diesem Buch gemeinsam gegangen sind: den Sinn, das Lebensglück zu finden und beides jede Minute, jeden Atemzug, bei jedem Gedanken, mit jedem Gefühl jeden Augenblick ein wenig stärker zu genießen.

Ich wünsche Ihnen mit jedem Tag mehr von diesem unvergleichlichen Gefühl des Glücks und der Sinnhaftigkeit!

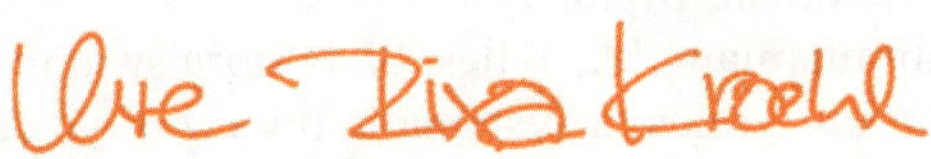

1 Estrada, C. A., Isen, A. M., & Young, M. J. (1997). Positive affect facilitates integration of information and decreases anchoring in reasoning among physicians. Organizational behavior and human decision processes, 72(1), 117-135.

2 Roodt, G., & La Grange, L. (2001). Personality and cognitive ability as predictors of the job performance of insurance sales people. SA Journal of Industrial Psychology, 27(3), 35-43.

3 Lyubomirsky, S., King, L., & Diener, E. (2005). The benefits of frequent positive affect: does happiness lead to success?. Psychological bulletin, 131(6), 803.

4 Danner, D. D., Snowdon, D. A., & Friesen, W. V. (2001). Positive emotions in early life and longevity: findings from the nun study. Journal of personality and social psychology, 80(5), 804.

5 Berufsverband der Yogalehrenden in Deutschland e.V. (BDY). (2014). *Yoga in Zahlen.* Nürnberg.

6 Bock, B. C., Fava, J. L., Gaskins, R., Morrow, K. M., Williams, D. M., Jennings, E., & Marcus, B. H. (2012). Yoga as a complementary treatment for smoking cessation in women. *Journal of Women's Health*, 21(2), 240-248.

7 Streeter, C. C., Whitfield, T. H., Owen, L., Rein, T., Karri, S. K., Yakhkind, A., & Jensen, J. E. (2010). Effects of yoga versus walking on mood, anxiety, and brain GABA levels: a randomized controlled MRS study. *The Journal of Alternative and Complementary Medicine*, 16(11), 1145-1152.

8 Brandt, S., Ihle, W., Esser, G., & Belschner, W. (2004). Prävention und Gesundheitsförderung im betrieblichen Setting Eine Längsschnittstudie über die psychologischen Auswirkungen des Yoga und des Autogenen Trainings. *Unveröffentliche Diplomarbeit.*

9 Balasubramaniam, M., Telles, S., & Doraiswamy, P. M. (2012). Yoga on our minds: a systematic review of yoga for neuropsychiatric disorders. *Frontiers in psychiatry, 3.*

10 Cox, H., Tilbrook, H., Aplin, J., Semlyen, A., Torgerson, D., Trewhela, A., & Watt, I. (2010). A randomised controlled trial of yoga for the treatment of chronic low back pain: results of a pilot study. *Complementary therapies in clinical practice*, 16(4), 187-193.

11 Sherman, K. J., Cherkin, D. C., Wellman, R. D., Cook, A. J., Hawkes, R. J., Delaney, K., & Deyo, R. A. (2011). A randomized trial comparing yoga, stretching, and a self-care book for chronic low back pain. *Archives of internal medicine*, 171(22), 2019-2026.

12 Michalsen, A., Traitteur, H., Lüdtke, R., Brunnhuber, S., Meier, L., Jeitler, M., & Kessler, C. (2012). Yoga for chronic neck pain: a pilot randomized controlled clinical trial. *The Journal of Pain*, 13(11), 1122-1130.

13 Sareen, S., Kumari, V., Gajebasia, K. S., & Gajebasia, N. K. (2007). Yoga: a tool for improving the quality of life in chronic pancreatitis. *World Journal of Gastroenterology*, 13(3), 391.

14 Bidwell, A. J., Yazel, B., Davin, D., Fairchild, T. J., & Kanaley, J. A. (2012). Yoga training improves quality of life in women with asthma. *The Journal of Alternative and Complementary Medicine*, 18(8), 749-755.

15 John, P. J., Sharma, N., Sharma, C. M., & Kankane, A. (2007). Effectiveness of yoga therapy in the treatment of migraine without aura: a randomized controlled trial. *Headache: The Journal of Head and Face Pain*, 47(5), 654-661.

16 Cohen, D. L., Bloedon, L. T., Rothman, R. L., Farrar, J. T., Galantino, M. L., Volger, S., & Townsend, R. R. (2011). Iyengar yoga versus enhanced usual care on blood pressure in patients with prehypertension to stage I hypertension: a randomized controlled trial. *Evidence-Based Complementary and Alternative Medicine*, 2011.

17 Ross, A., & Thomas, S. (2010). The health benefits of yoga and exercise: a review of comparison studies. *The Journal of Alternative and Complementary Medicine*, 16(1), 3-12.

18 Black, D. S., Cole, S. W., Irwin, M. R., Breen, E., St Cyr, N. M., Nazarian, N., & Lavretsky, H. (2013). Yogic meditation reverses NF-κB and IRF-related transcriptome dynamics in leukocytes of family dementia caregivers in a randomized controlled trial. *Psychoneuroendocrinology*, 38(3), 348-355.

19 Ornish, D., Weidner, G., Fair, W. R., Marlin, R., Pettengill, E. B., Raisin, C. J., ... Carroll, P. R. (2005). Intensive lifestyle changes may affect the progression of prostate cancer. The Journal of urology, 174(3), 1065-1070.

20 Descilo, T., Vedamurtachar, A., Gerbarg, P. L., Nagaraja, D., Gangadhar, B. N., Damodaran, B., ... Brown, R. P. (2010). Effects of a yoga breath intervention alone and in combination with an exposure therapy for post-traumatic stress disorder and depression in survivors of the 2004 South-East Asia tsunami. Acta Psychiatrica Scandinavica, 121(4), 289-300.

21 Gard, T., Taquet, M., Dixit, R., Hölzel, B. K., de Montjoye, Y. A., Brach, N., ... Lazar, S. W. (2014). Fluid intelligence and brain functional organization in aging yoga and meditation practitioners. Frontiers in aging neuroscience, 6.

22 Lazar, S. W., Kerr, C. E., Wasserman, R. H., Gray, J. R., Greve, D. N., Treadway, M. T., ... Fischl, B. (1893). Meditation experience is associated with increased cortical thickness. Neuroreport. Nov, 28, 16-17.